·预防调理一本通·

摆脱焦虑

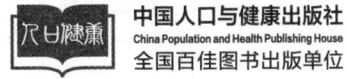

李　坚　罗岚蓉　胡乔飞　主编
何军琴　温　烯　方　颖　副主编

人口健康
中国人口与健康出版社
China Population and Health Publishing House
全国百佳图书出版单位

图书在版编目（CIP）数据

摆脱生育力困惑 / 李坚，罗岚蓉，胡乔飞主编. --
北京：中国人口与健康出版社，2025.4. -- ISBN 978
-7-5238-0187-1
Ⅰ. R711.6
中国国家版本馆 CIP 数据核字第 20241ZJ345 号

摆脱生育力困惑
BAITUO SHENGYULI KUNHUO

李 坚 罗岚蓉 胡乔飞 主编

责 任 编 辑	张宏君
责 任 设 计	侯 铮
责 任 印 制	王艳如 任伟英
出 版 发 行	中国人口与健康出版社
印 刷	固安兰星球彩色印刷有限公司
开 本	710 毫米 ×1000 毫米 1/16
印 张	10.5
字 数	145 千字
版 次	2025 年 4 月第 1 版
印 次	2025 年 4 月第 1 次印刷
书 号	ISBN 978-7-5238-0187-1
定 价	29.80 元

微 信 ID	中国人口与健康出版社
图书订购	中国人口与健康出版社天猫旗舰店
新浪微博	@ 中国人口与健康出版社
电子信箱	rkcbs@126.com
总编室电话	（010）83519392　发行部电话　（010）83557247
办公室电话	（010）83519400　网销部电话　（010）83530809
传 真	（010）83519400
地 址	北京市海淀区交大东路甲 36 号
邮 编	100044

版权所有·侵权必究

如有印装问题，请与本社发行部联系调换（电话:15811070262）

序 言

生育力是指个体或群体能够生育后代的能力，即一对配偶在单位时间（月）内可能妊娠的概率。它反映了生殖系统的正常功能和潜在的生育潜能，包括生殖细胞的产生、排卵、受精、着床以及维持正常妊娠等一系列过程的能力。一般来说，生育力强意味着这些生殖环节能够较为顺利地进行，受孕的可能性较大。

新婚宴尔的甜蜜过后，要一个聪明可爱的小宝宝就成了很多夫妇的心愿，但有些夫妇却迟迟不能如愿，不孕不育就如同一座高山横亘在他们通往幸福生活的大道上。虽然不孕不育很少危及生命，但它给患者带来了精神上的焦虑，对孩子的渴望以及由此产生的失望，夫妻间的抱怨，等等，无论是对家庭和睦，还是对社会安定都很不利。

不孕不育包括不孕症和不育症，如果男女双方同居并有正常性生活一年以上，在没有采取任何避孕措施的情况下，女方仍未怀孕称为不孕不育症。因女性原因导致的称为不孕症，因男性原因导致配偶不孕的，称为不育症。引发不孕不育的原因很多，如女方排卵障碍或不排卵、输卵管不通、炎症、结核或子宫内膜异位症，男方少精或弱精等，都可能导致不孕不育。

其实，对于某些不孕不育，是可以预防的，甚至是可以避免的。这就要求人们掌握不孕不育的基本知识，知道什么是不孕不育，知道不孕不育的发病原因、治疗方式、饮食保健,甚至也要了解什么是"试管婴儿"……以便尽早进行不孕不育的识别、评估和治疗。总之,摆脱不孕不育的旅程虽然很长且不易,但它同样也是一段充满爱与希望的旅程。希望读者通过阅读本书,掌握正确的孕育知识,通过生活方式的调整,纠正可逆病因,并进行有效治疗来改善生育力。

目录 CONTENTS

第一章 认识不孕不育　　001

什么是不孕不育	002
孕育的条件	004
女性不孕的影响因素	008
男性不育的影响因素	011
女性不孕有哪些征兆	014
男性不育有哪些征兆	017
心情因素导致不孕不育	019
流产导致不孕	021
肥胖导致不孕不育	023
糖尿病与不孕不育	026
过度健身易致不孕不育	028

第二章 不孕不育怎样预防　　031

孕育前的检查	032
女性要爱护你的卵巢	035
好的生活习惯造就美满	037
习惯性流产不孕要预防	039
预防不孕从预防妇科疾病开始	041

目录 CONTENTS

预防男性不育从预防传染病开始　046
正确度过"青春危险期"　050
避免抗精子抗体产生　052
远离盲目减肥，减出健康"骨感美"　054

第三章 不孕不育的中医治疗　057

输卵管不通的中医疗法　058
男性警惕精液异常性不育　060
性功能障碍引起的不育　065
子宫发育不良性不孕　068
子宫内膜异位症不孕　071
慢性宫颈炎易引起女性不孕　076
中医对男性不育的认识　079
早泄性不育症的效验妙方　081

第四章 不孕不育的西医疗法　085

西医治疗女性排卵功能障碍　086
输卵管性不孕症的误区与治疗方法　090
卵巢性不孕的西医疗法　094
射精障碍性不育的治疗　097
精子异常引起的不育　100
生殖器异常引起的不育　103
免疫学因素导致的不孕不育　108

目录

夫妻生活失调 … 110
不孕不育患者的用药禁忌 … 113

第五章 健康孕育从饮食开始 … 117

健康孕育的饮食原则 … 118
可以提高生育力的食物 … 122
女性不孕食疗方 … 125
男性不育食疗方 … 127
可导致女性不孕的食物 … 132
远离导致不育的饮食习惯 … 134
妇科炎症的饮食原则与疗法 … 136
不孕不育的药膳调养 … 137

第六章 试管婴儿与人工授精的那些事儿 … 141

试管婴儿与人工授精 … 142
做试管婴儿时的准备工作 … 144
试管婴儿的成功率和影响因素 … 146
不是每对夫妇都可以做试管婴儿 … 149
不要轻易做试管婴儿 … 150
人工授精的分类及过程 … 153
哪些人适合做人工授精 … 156
人工授精一定会怀孕吗 … 158

第一章

认识不孕不育

孕育是地球生物史上最为神奇、伟大的壮举，但也最为"脆弱"，身体的微妙变化就会影响孕育，造成不孕不育。要减少不孕不育，就从详细地了解它开始吧。

摆脱 生育力困惑
Baituo Shengyuli Kunhuo

什么是不孕不育

不孕不育是指不采取任何避孕措施，12个月规律性生活却未能怀孕，包括女性不孕和男性不育。不孕通常是指夫妻受孕失败，且患病率通常会随女性年龄增长而升高。不孕症专家的普遍共识是，进行了12个月无保护且频繁性生活后未能受孕的夫妻，应进行不孕评估，但美国妇产科医师学会（ACOG）和美国生殖医学会（ASRM）推荐：35岁以上的女性尝试6个月受孕失败后，应立即进行不孕评估并接受治疗。

女性不孕

女性不孕按不同的标准可有多种分类：

● 根据不孕的性质可分为生理性不孕和病理性不孕。在哺乳期和绝经期的不孕称为生理性不孕；由于各种疾病引起的不孕称为病理性不孕。

● 根据是否有过妊娠史可分为原发性不孕和继发性不孕。正常性生活12个月未避孕的从未妊娠者称为原发性不孕。曾有妊娠而后来有规律的性生活未采用避孕措施，连续12个月未避孕而未怀孕者称为继发性不孕。

● 根据引起女性不孕的病变器官的不同可分为卵巢性疾患、输卵管性疾患和子宫性疾患，以及由内分泌系统紊乱、性传播性感染和宫

第一章 | 认识不孕不育

颈因素、阴道因素所引起的不孕。

男性不育

男性不育过去分为男性不育症和男性不孕症两种。男性不育症是指丈夫可使妻子怀孕，但胎儿不能存活，如发生流产、死胎等情况；男性不孕症指丈夫不能使妻子怀孕。当前已不再对其进行详细区分，统称为男性不育症。世界卫生组织对男性不育的定义为：至少有 12 个月的不避孕性生活史，而仍未受孕。其分类具体如下：

- **按不育病史分类**：可分为原发性不育与继发性不育。前者指婚后从未有过生育，后者指曾有一次或几次生育，之后 12 个月以上没有采用避孕措施但仍未再有生育者。

- **按病因性质分类**：可分为生理性不育和病理性不育，先天性不育和后天性不育，器质性不育和功能性不育。

- **按引起不育的具体病因分类**：可分为导致低促性腺激素功能减退症的内分泌和全身性疾病，原发性睾丸生精缺陷，精子输送障碍和特发性男性不育四大类。

健康小贴士

如果怀疑是不孕不育者，应何时就诊？对于无避孕性行为 1 年后仍未怀孕者，医生多会推荐检测，男女双方通常都要进行。但如果您担心有问题，可告知医护人员，他们可能会推荐你更早接受检查。如果女方大于 35 岁，并且尝试 6 个月后仍未怀孕，医生会建议检查。

摆脱 生育力困惑
Baituo Shengyuli Kunhuo

孕育的条件

受孕是一个奇妙而复杂的生理过程，现代生殖医学表明，来自男性的精子经女性阴道、宫颈管、宫腔到达输卵管壶腹部，与来自女性卵巢，经输卵管伞而至的卵子在此处相遇，精卵结合形成受精卵，受精卵再不断分裂并经输卵管到达子宫，种植于子宫内膜，在此继续分化形成胎儿，至此受孕结束。一个成功的受孕过程需要很多必备条件：卵巢排出的卵子正常，精液中含有正常活动的精子，卵子和精子在输卵管内结合成孕卵并被输入子宫腔，有适合孕卵着床的子宫内膜。这些条件只要有一个不符合，就会使受孕受到阻碍，导致不孕症的发生。

即使受孕成功，也不要以为大功告成了。正所谓"十月怀胎"，胎儿要在母体内生活10个月，它需要的一切都要靠母体提供，包括睡觉所需的"温床"、能够吃饱的"营养"，受精卵本身还要有足够健康的体魄。在现代社会，"先兆流产""受精卵不发育"已不是什么新鲜名词，随着生育年龄后延、环境刺激等现象越来越普遍，孕妇自然流产率在不断上升，已高达15%～20%。所以成功受孕后，为了使足月怀胎、自然生产顺利进行，孕妇还需要注意多方面的问题。

子宫环境要温和

胎儿在子宫里成长所需的营养主要是靠脐带从母体吸收。如果子

第一章 | 认识不孕不育

宫供血出现障碍，或者居住环境不合适，胎儿很可能会"流走"。

中医认为"宫寒"（"子宫寒冷"）会影响受孕和胎儿在子宫里安居，这里的"子宫"是中医里的广义范围，包括子宫、卵巢、附件等多种器官和它们的功能。

中医认为，血是女性身体康泰的根本，有血才有女性一身的体健貌端。而血液运行最要紧的是按时，盈涨亏落有时，方能成孕做胎。如果血气遭遇寒邪，就会损伤子宫阳气，血液凝滞，子宫虚寒，胎儿容易流产。宫寒的表现有很多，主要有月经推迟、月经量少且颜色暗、有血块、白带量多、夜尿多。宫寒的女性在准备怀孕前需要先调理子宫环境，给胎儿创造一个良好的成长环境。

称职的内分泌系统

胎儿在子宫里安全生长，离不开"保镖"——内分泌系统的称职看守。

孕激素是给予孕期强大支持的主力激素，它从排卵前开始分泌，排卵后黄体分泌孕酮逐渐增加，使增殖期子宫内膜转化为分泌期内膜，增厚子宫内膜为受精卵着床做准备，孕期分泌量增大，降低子宫平滑肌兴奋性及其对缩宫素的敏感性，最重要的是能使子宫肌肉层放松，防止宫缩过度，从而保证胎儿的安全生长。

由于现代社会生活节奏的不断加快，来自家庭、工作的巨大压力可能会造成孕妇过度紧张。这种情绪波动的加大会更显著地作用于内分泌系统，造成孕酮分泌不足，子宫兴奋收缩，胎儿有可能会被作为异物挤出"宫门"。

支支招：（1）定期去医院检查胎儿发育情况。（2）注重精神调养。适时减压，调整好状态，要知道孕期母婴的健康重于一切。

正常的母体营养供应

胎儿健康成长所需的营养全靠母亲提供。只有母体消化吸收充分，胎儿才能从母体吸收到营养充足的"食粮"，全面发育成长；如果母体吸收不良，胎儿就会营养不足，甚至可能造成流产。

支支招：（1）通过饮食改变体内的酸碱度，创造一个适宜精子活动的环境。多吃一些富含钙、镁的食物，如不含盐的奶制品、牛肉、鸡蛋、花生、核桃、杏仁；含钾、钠多的食物，如各种果汁、白薯、土豆、栗子；含锌、硒的食物，如海鲜、肝脏、银耳、紫菜、花生、核桃。

（2）补充维生素。叶酸和其他维生素与孕育关系密切。目前国内的相关医学指南建议怀孕前3个月服用叶酸，但实际上大部分女性都需要叶酸，只是孕妇的需求量更大而已。如果女性体内的叶酸、其他维生素和矿物质时刻处于充足状态，那么，这时的女性就像一辆加满油的汽车，随时可以发动。

第一章 | 认识不孕不育

健康小贴士

女性孕期内在生活各个方面都需要注意，尤其是饮食方面更要注意，少吃辛辣食物和高糖食物。

辛辣食物易引起胃肠功能紊乱，出现胃部不适、便秘等症状。怀孕后胎儿不断长大，本身就影响孕妇的消化功能，再加上孕妇一直消化不良，不但会加重孕妇的症状，也会影响孕妇对胎儿营养的供给。

经常食用高糖食物，有可能引起糖代谢紊乱，甚至成为潜在的糖尿病患者。这不仅危害孕妇健康，更危及体内的胎儿成长，甚至会失去胎儿。

摆脱 生育力困惑
Baituo Shengyuli Kunhuo

女性不孕的影响因素

不孕症是对医学、社会心理和经济方面有重大影响的复杂疾病。除了众所周知的人流、吸烟、年龄因素影响怀孕，医学上对影响女性不孕的因素有着更为细致、科学的划分。

生殖器官因素

阴道因素。由于少数女性先天阴道闭锁或阴道中隔，在性交时会产生障碍，精子无法进入女方生殖道。霉菌、滴虫、淋球菌等疾病感染造成的阴道炎症会改变阴道生化环境，从而使精子的活动力和生存能力降低，影响受孕机会。

输卵管因素。输卵管作为输送卵子的唯一通道，先天性过长或狭窄以及输卵管炎症引起的管腔闭塞、积水或粘连，都会使精子、卵子运行受到阻碍，继而影响受孕成功的概率。结核、子宫内膜异位症、滴虫、淋病及其他病原菌感染都可造成输卵管炎症，输卵管疾病是导致不孕的重要原因。

卵巢因素。卵巢未发育或发育不全、卵巢肿瘤等卵巢本身病变以及各种急慢性疾病和传染性疾病都可能使卵巢发生病变，从而影响受孕。

除卵巢病变外，卵巢排卵还受到生殖内分泌系统的调控，如果下丘脑垂体和大脑皮层功能失调，那么受其影响，卵巢调节功能就可能

第一章 | 认识不孕不育

发生障碍，从而引起排卵障碍，导致不孕。精神高度紧张、长期过度焦虑、大量失血、营养不良都可能是下丘脑—垂体—卵巢轴功能出现紊乱的原因，这种卵巢调节障碍可影响排卵，造成不孕。

除排卵外，分泌激素也是卵巢的一大功能。因为卵巢的激素分泌是和身体其他各种分泌腺相互影响的，所以若体内其他分泌腺失调会使卵巢的激素分泌出现异常，从而影响受孕或胚胎的发育。

子宫因素。子宫发育不良或畸形如先天性无子宫、幼稚型子宫及始基子宫、纵隔子宫、双角子宫和双子宫等都会影响女性的生育能力。子宫疾病如子宫内膜炎症、宫腔粘连等也是造成不孕的重要原因。子宫内膜炎症如结核性子宫内膜炎，黏膜下子宫肌瘤以及子宫发育不全等均会使孕卵着床困难。

宫颈因素。宫颈管先天性异常如闭锁或狭窄以及息肉、糜烂、肿瘤、粘连和宫颈病变等均可影响精子与卵子的结合；宫颈黏液中存在的抗精子抗体，会减弱或完全使精子失去活动能力，精子无法穿透宫颈管。值得注意的是，人工流产后所致的宫颈粘连，尤其是反复人工流产后造成的这一严重并发症，会直接把精子挡在宫颈口之外。

盆腔因素。盆腔手术后，包括输卵管手术史、子宫手术史、卵巢肿物手术史及阑尾手术等，引起输卵管粘连导致的梗阻、周围粘连、积水和功能受损，会使输卵管不通畅，使精子与卵子无法相遇，导致不孕。

免疫学因素

免疫学因素也是女性不孕症的常见原因之一，如女性生殖道或血清中存在抗精子抗体，引起精子互相凝集，丧失活力或死亡，从而降低生育力。

其他因素

性生活失调、性知识缺乏及不明原因等引起的不孕也是女性不孕的重要原因。

健康小贴士

很多女性工作上进，事业有成，但压力也越来越大，而来自社会、家庭的巨大压力或是精神上的打击都有可能造成内分泌和生理机能紊乱，引发环境性闭经、神经性厌食、假孕等疾病，进而导致不孕症的发生。

第一章 | 认识不孕不育

男性不育的影响因素

许多全身性和局部性的疾病都能导致男性不育的发生，所以男性不育是一类相当复杂的病症，但从实质上来看，各种致病因素最终都是通过影响精子或使精子发生成熟障碍，或使精子在精道中产生运行排泄障碍，或使精子活力和形态异常，或使精液成分异常等而造成不育的。西医上将男性不育的影响因素分为以下11类。

精索静脉曲张因素。精索静脉曲张是一种精索蔓状静脉丛的异常扩张、伸长和迂回的血管病变，它会使睾丸温度上升，睾丸代谢受到静脉血瘀的影响，生精也会受到干扰，致使男性无精或少精，从而造成不育。据国外专家统计，精索静脉曲张导致不育已占男性不育的30%。

免疫学因素。男性的自身免疫、女性的循环抗体和女性的组织抗体这三种免疫因素与男性不育息息相关。男性的自身免疫抗体可使精子凝集而致精子不活动，从而无法使精子与卵子结合，导致不育。生殖系统感染、外科损伤等原因都可能造成精子抗体的产生。

生殖器异常因素。男性外生殖器异常是目前不多见的男科疾病，但各种外生殖器异常都会引发男性不育。先天性阴茎缺陷如阴茎过小、过大或双阴茎、阴茎硬结、两性畸形、尿道上裂或下裂、鞘膜积液、后天性的阴茎损伤等因素，都会对性交造成机械性影响，使精液不能正常射入阴道，从而导致不育。

摆脱生育力困惑

内分泌因素。与女性一样，男性内分泌也是受下丘脑—垂体—睾丸性腺轴调节系统所控制的，上述器官功能失调会造成下丘脑—垂体—睾丸性腺轴系统功能障碍，如垂体、甲状腺及肾上腺素功能障碍，其导致的少精子症和无精子症均可引起不育。

呼吸系统疾病因素。有些不育症与呼吸系统疾病有关。例如扬氏综合征和家族性支气管扩张，呼吸道疾病有关的梗阻性少精子症和无精子症、男性精子鞭毛多发形态异常症，均可导致不育。

微生物因素。淋球菌、梅毒、滴虫、结核杆菌、白色念珠菌、衣原体和支原体等各种微生物侵袭睾丸及其他生殖器官，均有可能损害睾丸，或使输精管阻塞而导致不育。

供血障碍因素。动脉硬化患者及糖尿病患者，常常伴有睾丸小动脉疾病，供血发生障碍，使产生精子的能力衰退而引起不育。

医源性损伤因素。如腹腔、盆腔的手术，接触放射线致损伤，化学药物如麻醉药、镇静药、降压药以及激素类药物不仅影响男子性功能，也影响睾丸生精功能从而导致不育。

腮腺炎后遗症。流行性腮腺炎病毒会使睾丸组织萎缩，破坏专门制造精子的生精小管的结构。如果双侧睾丸都被这种病毒破坏，就会引发终生不育。

遗传因素。如性染色体异常的先天性睾丸发育不全症、男性克兰费尔特综合征等细胞遗传异常所致的男性不育等。

精神心理因素。患者精神心理状态异常，如精神抑郁、恐惧心理、神经过敏等都会使其神经内分泌发生紊乱而导致睾丸生精功能低下，或引起性交功能障碍而造成不育。

第一章 | 认识不孕不育

健康小贴士

在我国，个别产棉区的很多农民患有不育症，后经专家研究发现，这些患者大多长期大量食用粗制棉籽油，而棉籽油中含有的棉酚会导致睾丸萎缩，杀死精子，并使精子在睾丸中逐渐消失，从而造成不育。所以，育龄男青年不宜长期大量食用粗制棉籽油。

女性不孕有哪些征兆

女性不孕分为先天性不孕和后天性不孕两种，除了少数女性是因为先天性生理缺陷不孕，大多数女性不孕都是由后天疾病引发的。而这些疾病大多是可以预防的，只要平时多加注意，及时发现不孕的蛛丝马迹并进行治疗，完全可以降低不孕的概率。那么女性不孕都有些什么征兆呢？

征兆一：月经紊乱

月经周期提早或推迟、月经量过多或过少、经期延长等现象都属于月经紊乱。月经紊乱是与月经有关的多种疾病的总称，它是女性的常见病，而育龄期女性出现月经紊乱可能是由排卵障碍、黄体功能不足造成的，有无排卵及黄体功能的好坏又直接影响到女性的孕育能力，所以育龄期女性若出现月经紊乱应及时到医院检查，以提早预防不孕症的发生。

年龄超过18岁尚无月经来潮和月经来潮后又连续停经超过6个月都属于育龄期内闭经。育龄期内闭经也属于月经紊乱。由于育龄期内闭经患者大都是由内分泌失调引起的，而内分泌的变化将直接影响女性卵巢排卵情况，进而影响孕育。

征兆二：痛经

有痛经现象的女性，出现不孕的概率比较高。行经期或行经前后出现下腹部胀痛、刺痛、绞痛、坠痛、隐痛、灼痛、冷痛、痉挛性疼痛、撕裂性疼痛等症状都属于痛经，严重时疼痛会蔓延至腰骶背部，甚至涉及大腿及足部。成年女性痛经多是由盆腔炎等妇科炎症以及子宫内膜异位症、子宫腺肌病和子宫肌瘤等引发的，而妇科炎症可能会导致精子与卵子出现结合障碍，从而影响受孕。

另外，很多女性在月经开始前及经期经常出现乳房胀痛、头痛、发热、腹泻、浮肿、口腔溃疡、面部长痤疮、心情烦躁等症状，这些现象在医学上称为"经前期综合征"。有经前期综合征的女性可能出现不孕的情况，因为这些症状大多是由易感女性的黄体期性腺类固醇激素的变化所促发。目前认为这是由于卵巢类固醇激素周期性变化与中枢性神经递质功能之间的相互作用，会对女性生活造成干扰或产生功能损害，影响受孕。

征兆三：白带异常

白带异常包括白带增多、色黄、有气味、呈豆腐渣样或水样，或伴外阴痒、痛等现象，多是由妇科炎症及各种性传播疾病引起，而这些疾病在不同程度上都能影响受孕。

征兆四：妇科炎症引起的小腹疼痛

腹痛包括慢性下腹、两侧腹隐痛或腰骶痛，成年女性腹痛常常是在患有妇科炎症和子宫、卵巢肿瘤等疾病时出现，这些疾病都可能影响女性孕育。

征兆五：乳溢

乳溢是指女性在非哺乳期内有乳汁分泌的症状。如果育龄期女性在非哺乳期出现乳溢并伴有月经紊乱、闭经等症状，则表明内分泌紊乱，可能是生殖系统发生疾病的信号，一定要引起注意，这也可能是不孕的征兆。

健康小贴士

性征发育迟缓、不注意经期保护、性经历过早、多次堕胎、患子宫内膜结核、患子宫内膜异位症、有阑尾炎病史者发生不孕症的概率较大，这些女性应及时到医院检查，及早预防不孕症。

第一章 | 认识不孕不育

男性不育有哪些征兆

为了避免男性不育症的发生，及早发现男性不育的症状就很重要，因为只有及时发现疾病，才能采取有效的预防和治疗措施。

男性不育有很多比较明显的症状，如阳痿，也就是阴茎不能勃起，或勃起不坚硬，以致不能进行性交；不射精或精液过少；血精，精液呈粉红色或夹有血丝，射精疼痛、排尿困难；白浊，男性尿液中混夹精液，或排尿后有精液状浊物。这些症状都比较容易发现，如果出现以上情况应及时到医院就诊，以免贻误病情。

除了上述比较明显的症状，男性在日常生活中还要注意以下这些征兆，做到早发现、早治疗。

征兆一：睾丸肿胀、疼痛，缓解后睾丸逐渐缩小，这很可能是睾丸扭转或睾丸炎症后出现损伤性萎缩，而且还可能伴随生精细胞的不可逆损伤。如果睾丸未能降入阴囊而滞留于腹腔内，就会形成隐睾症，而腹腔内过高的温度会使睾丸、附睾的生精过程受阻，甚至发生恶变，最终会导致男性不育。

征兆二：沿精索自上而下轻轻触摸，若发现阴囊内有大团的蚯蚓状柔软迂曲的团块，千万不能掉以轻心，这可能是精索静脉曲张。前文"男性不育的影响因素"里我们已经讲过，精索静脉曲张也会引起男性不育。

征兆三：精液异常。正常精液为灰白色或略带黄色。如果出现粉色、红色，则为血性精液。正常精液量为 2～6 毫升，多于 7 毫升为精液过多，少于 2 毫升则为精液量少，1 毫升以下属于精液过少。精液量过多不但精子密度会变低，还容易从女性阴道中流出，致使精子总数降低；精液量过少更容易导致男性不育。另外，一般精液射出后，15～30 分钟会变为液体，如果超过 30 分钟仍不能改变形态，患者就是出现了精液不液化现象，这也是男性不育的诱因之一。

健康小贴士

健康的身体来源于良好的生活习惯，抽烟、酗酒等不良嗜好不仅危害男性身体健康，更有可能导致男性患上不育症。烟草中的镉会影响生育，其含有的尼古丁也可使精子活力明显降低，重者能引起不育。饮酒损害肝脏，使体内各种激素代谢发生障碍，大量饮酒会造成男性性功能障碍，长期酗酒还可导致男性不育。此外，长期大量食用高热量的食物导致体重指数异常也可能影响精子质量，甚至造成弱精子症，从而引发不育。

第一章 | 认识不孕不育

心情因素导致不孕不育

不孕不育症的病因是复杂的，既可能是器质性病变，也可能是功能性障碍，还有心理方面的原因。人们一般都重视器质性病变，轻视功能性疾病，忽略心理性障碍。

心理因素能造成女性不孕。育龄期女性长期处于紧张忧虑和恐惧不安的心理状态，如出现精神不振、生活节奏紧张致使生物钟紊乱，工作遭受打击，心情抑郁、失眠多梦等，这些因素均会使大脑皮层功能受到抑制，进而使下丘脑、脑垂体与生殖腺的"指挥"与"衔接"功能受到影响，致使内分泌系统、生殖功能失调，最终不能正常排卵，出现无排卵性月经、月经稀发、排卵稀少、闭经或功能性子宫出血、输卵管痉挛、宫颈黏液黏稠不利于精子穿透等现象，进而导致不孕。

女性不孕症的心理障碍与其年龄、职业、婚龄、不孕年限、对待不孕所持的态度、性生活满意度和文化程度等因素有关。此外，女性长期不孕，特别是经多方治疗没有效果时，常常导致人际关系敏感、焦虑、抑郁、偏执，随着婚龄延长、年龄增大，心理压力会更加沉重。在农村，由于不孕症患者文化程度较低，又受到传统思想观念的影响，其心理障碍尤其严重。其实，女性不孕的心理状况与其精神承受力及性格有着非常密切的关系。性格内向的患者所表现的心理压力尤其明显。

心理因素除了会造成女性不孕，也会影响男子的生精能力。据国外研究发现，当男人常处于沮丧、失落或精神过度紧张时，他们的精子数目会大大减少，甚至完全丧失制造精子的能力。

不射精是男性性机能障碍的一种表现，当大脑皮层功能失调，对射精中枢抑制太强时，或者由于纵欲过度等原因，引起射精中枢机能衰竭时，射精动作就不可能发生；在射精中枢机能不协调时，虽有射精动作，即精囊和输精管等平滑肌虽有发生阵发性强烈收缩，但膀胱括约肌收缩失灵，尿道内口关闭得不好，精液会由后尿道就近返流到膀胱，因此，虽男方有射精的感觉，精液却没能射进女性阴道里，依然会导致不孕不育的发生。比起早泄和阳痿，此病的程度较深，治疗上也需更耐心些。如果出现了男性不射精现象，也不必太过惊慌，以免加重心理负担。

其实，器质性原因引起不射精是很少见的，不射精大多是由精神因素引起的，比如：有些男性对性没有科学的认识，受封建、迷信的影响，造成思想上的误区；因性认识不足，把曾经有过手淫的危害性片面夸大，造成心理负担；思想上害怕女方妊娠或性生活过频以致不射精；夫妻感情不和谐；等等。

健康小贴士

现代女性不仅要和男性一样在职场上拼杀，还要担负孕育下一代的重任，心理压力非常大，但过大的心理压力会引起不孕症的发生，所以要学会适当地进行自我释放、保持良好的心态。此外，女性还要避免久坐，因为长时间维持坐姿、缺少活动，会对身体的血液循环造成不良影响，血液循环减慢会导致盆腔静脉回流受阻，甚至淤血过多，这些诱因都有可能引起盆腔炎、附件炎等妇科疾病，进而导致不孕。因此，需要久坐的女性每隔40分钟左右起身活动一下筋骨或者溜达一圈，保证一定的运动量可减轻久坐带来的危害。

第一章 | 认识不孕不育

流产导致不孕

因为工作压力、经济因素及其他社会因素，很多人即使结婚后也不想要孩子，一旦怀孕就只能选择流产。流产作为一项创伤性手术，术后不健康、不细心的护理极易引起输卵管疾病，进而导致不孕。多次人工流产可能造成子宫内膜变薄、术后炎症感染带来的输卵管阻塞，还可能导致闭经，最终造成不孕。

人们通常说的流产指的是人工流产，是指妊娠不足 28 周，胎儿体重不足 1 千克而终止妊娠的都叫流产。发生在妊娠 12 周前的称为早期流产，发生在妊娠 12 周及之后的称为晚期流产。按照形式来分，流产分为自然流产和人工流产。然而，不管是自然流产还是人工流产都有可能导致女性不孕。

自然流产按照病情的发展及症状的轻重，又可分为先兆流产、难免流产、不全流产、完全流产。稽留流产、复发性流产和流产合并感染是流产的 3 种特殊情况。自然流产的原因主要是胚胎因素和母体因素。胚胎因素是指胚胎或胎儿染色体异常，是早期流产最常见的原因，占 50%～60%。母体因素造成的自然流产包括：全身性疾病，生殖器异常如子宫畸形、子宫肌瘤、子宫腺肌病、宫腔粘连及宫颈松弛所致的宫颈机能不全，内分泌因素，免疫因素，血栓性疾病及环境因素，等等。这种情况只要治愈了原发病，或者避免了各种外界因素干扰，就可以再次妊娠。

人工流产是指因意外妊娠、疾病等原因而采用人工方法终止妊娠，是避孕失败的补救方法。3 个月以内的早期流产主要采用负压吸引术、钳刮术；3～6个月的晚期流产以中期引产术为主，在妊娠7周内还可用米非司酮联合米索药物流产。人工流产手术是有创手术，很容易造成一些创伤，如吸宫不全、子宫出血、感染、子宫穿孔、子宫内膜异位症及月经失调等。

流产最大的危害是流产后的并发症，因为这些并发症很可能会造成不孕。流产后的并发症包括：输卵管炎症、宫颈和宫腔粘连、闭经。由于受术者患有较重的宫颈炎或手术时消毒不严，细菌会被带入宫腔，从而引起输卵管炎症，造成输卵管阻塞，进而造成不孕；在手术时，子宫颈管和子宫内膜由于吸宫或刮宫过度受到损伤，随后引起宫颈粘连阻塞或宫腔粘连缩小，使精子无法通过子宫颈管进入宫腔，或使受精卵不能着床和发育，从而造成不孕；过度吸宫或刮宫会破坏子宫内膜基底层，造成长期闭经，受精卵没有了着床之处，自然也会导致不孕症的发生。

所以暂时还不想要宝宝的夫妻一定要坚持做好避孕工作，尽量避免（少做或不做）人工流产，保护女性生育力。

健康小贴士

年龄小于20岁或大于50岁者，半年内有终止妊娠或1年内有2次人工流产史者，剖宫产术后或产后1年之内哺乳者，子宫位置高度倾屈或暴露宫颈困难者，生殖道畸形或有盆腔肿物者，有子宫穿孔史或阴道宫颈裂伤史者，并发内科严重器质性疾病或有出血性疾病史者，既往妊娠有胎盘粘连及大出血者，脊柱、下肢、盆腔病变不能采取膀胱截石卧位者等九类人属于做人工流产的高危人群，手术时会有较大危险，这些女性在选择人工流产时一定要慎重。

第一章 | 认识不孕不育

肥胖导致不孕不育

肥胖,一个提起来就让很多人"头痛"的词,不仅因为它影响了人体的形态美,更因为它会引起多种疾病,严重影响人类的身心健康。随着近年来研究的深入,医学界发现肥胖不但会引起糖尿病、心血管疾病、高脂血症等,而且它也是不孕不育症的罪魁祸首之一。

儿童前期肥胖,很可能导致子宫发育不良、卵巢机能不全,甚至出现外生殖器发育不全伴闭经、第二性征不出现等。一旦出现此类情况,成年后就很难有生育能力。

如果是发育期开始后变肥胖,可导致排卵障碍,表现为无排卵、排卵延迟和稀发排卵等月经紊乱现象。由于雌激素储存过多或由于芳香化酶缺乏而致雄激素中间代谢产物积蓄,影响下丘脑—垂体—卵巢轴的正常机能,从而导致排卵障碍,最终造成不孕。还有一部分肥胖者是由于子宫内膜异常而引起的不孕,这需要通过诊断性刮宫来明确。

那么,到底哪些肥胖症会导致不孕呢?

单纯肥胖。肥胖者血浆中雄激素会转化为雌激素,使性激素结合蛋白的含量降低,性激素释放减少,性欲降低,从而可能导致不孕。

肥胖"浮肿"。表现为肥胖、浮肿畏寒、性欲低下等症状,主要是由甲状腺功能减退引起的。甲状腺功能减退会使促性腺激素分泌增高，影响排卵功能，也可能是因为垂体促性腺激素效能降低或存在抗卵巢作用，造成不排卵而不孕。

肥胖"泌乳"。也称为高泌乳素血症，该病会使垂体的LH（促黄体生成素）的正反馈机制出现障碍，进而影响生殖轴功能，造成排卵障碍，导致不孕。

肥胖"多毛"。因为雄激素分泌过多而出现肥胖多毛，以上唇、两臂、下肢最为显著，是多囊卵巢综合征的表现之一。

肥胖除了会导致女性不孕，同样也会造成男性不育。

肥胖男子体脂量增加会使雄激素较多地转化为雌激素，较高的雌激素浓度又会抑制垂体促性腺激素的分泌，进而使睾丸的睾丸酮分泌减少，导致不育。而且肥胖男子雄激素减少和雌激素增加，性功能就会出现不同程度的减弱，出现性功能低下，影响性欲、勃起、性交、射精、性高潮等，还会不同程度地导致这些人患上阳痿、早泄、不射精等性功能障碍疾病。

肥胖还会影响男人精子的数量和质量，这是因为脂肪组织会影响性激素代谢，进而可能妨碍精子的生成和影响精子质量；温度过高也可能对精子生成造成负面影响。肥胖者的脂肪较多，他们的体温会比正常人更高。阴囊部位的温度升高，会直接影响到睾丸的生精能力。

第一章 | 认识不孕不育

> **健康小贴士**
>
> 近年来出现了一个新的名词——"隐性肥胖"。隐性肥胖指的是内脏脂肪过剩,它可能引起抑郁、心脏病、呼吸急促、不孕不育等疾病。但只要我们改变一下饮食习惯和注意适当锻炼,减少脂肪的生成和增加脂肪的消耗,就能远离隐性肥胖。比如饮食上少精多粗,把一部分精米、白面换成豆类、粗粮,少吃肥肉和油炸食品,把炒、炸的方式改成蒸、煮、烫、炖,少吃零食、少喝饮料以避免摄入过多的热量。

糖尿病与不孕不育

糖尿病目前已经成为继肿瘤、心脑血管病之后的第三位严重危害人类健康的慢性疾病。糖尿病除了会危害心、脑、肾、血管、神经、皮肤等器官外，还会危及人类的生殖能力，造成不孕不育。

对男性来说，糖尿病不仅会导致糖、脂肪、蛋白质等体内多种物质的代谢功能紊乱，还会使生理机能减退。其中，胰岛素分泌缺陷是导致男性糖尿病患者不育的主要原因。其发病原因一种是合成性腺激素和促性腺激素的功能受损，造成生殖内分泌激素分泌功能障碍；另一种是糖尿病患者常见的睾丸小动脉及附属性腺血管的病变导致睾丸产生精子的能力降低、相应腺体的分泌功能受损，进而导致精子质量、数量下降，成分改变，最终导致不育。

此外，糖尿病引起的不育还与下列因素有关。

精子活动度受到影响。 因精子活动需要胰岛素参与，患糖尿病时胰岛素的减少或缺如会直接影响精子的活动度。

阴茎勃起功能受到影响。 患糖尿病时血管会硬化，若涉及阴茎海绵体小动脉，便可影响阴茎的勃起功能。

射精功能受到影响。 盆腔交感神经系统控制射精时膀胱颈部括约肌关闭，若糖尿病累及这部分神经的功能，就会发生逆行射精，使得精子无法进入女性阴道，进而导致不孕不育。

第一章 | 认识不孕不育

性激素水平受到影响。糖尿病患者胰岛素缺乏，使垂体前叶细胞对糖的利用发生障碍，导致合成促性腺激素的功能受损，使血液中促性腺激素降低，进而造成不育。

对女性来说，糖尿病可导致患者常出现月经紊乱、不孕，以及妊娠后可能出现死胎、早产或巨大胎儿。另外，糖尿病造成的女性不孕可能与女性自身免疫因素和肥胖有关。在部分糖尿病伴不孕患者的血浆中可查到抗胰岛素抗体，其中一些病例还可同时查到卵巢抗体。部分糖尿病患者因代谢紊乱导致肥胖，而肥胖也是导致不孕的原因之一。

健康小贴士

随着医疗水平的提升，目前糖尿病基本上是可防、可控的。但我们更要注意的是糖尿病引起的并发症。在饮食方面要多食用绿叶蔬菜、豆类、块根类、粗粮、含糖低的水果，烹调上要低盐、少油，戒烟限酒，增加运动。还可以补充一定量的营养素，如抗氧化剂、B族维生素、镁、锌等来协助降糖。

过度健身易致不孕不育

健身不仅可以减肥，还可以达到塑造完美形体的效果。但是健身也要防止过犹不及，过度健身也会使一些病症悄悄进入你的身体。

女性过度健身对身体的伤害是非常大的，除可能导致外阴创伤外，还可能导致子宫内膜异位、卵巢囊肿破裂、子宫下垂、月经失调等危害，最终导致女性不孕。

子宫内膜异位症。经期剧烈运动有可能使经血从子宫腔逆流入盆腔，随经血内流的子宫内膜碎屑有可能种植在卵巢上，形成囊肿。得了子宫内膜异位症后，患者常出现渐进性加剧的痛经，可能引起不孕。

卵巢囊肿破裂。剧烈活动、碰撞等可引起卵巢黄体破裂，出现下腹部疼痛，甚至波及全腹。卵巢黄体破裂一般发生在月经周期第22天左右，其中80%的黄体或黄体囊肿破裂，腹腔穿刺有血。

子宫下垂。超负荷运动特别是举重等训练会使腹压增加，引起子宫暂时性下降，虽然短期内不会出现子宫下垂，但如果长期超负荷运动，就会发生子宫下垂。

月经失调。从事较大运动量的少女，大部分都会出现月经异常，表现为月经初潮延迟、周期不规则、继发性闭经等，主要是因为强烈运动会抑制下丘脑功能，造成内分泌系统功能异常，影响体内性激素的正常水平，从而干扰正常月经的形成和周期，严重时可导致不孕。

第一章 | 认识不孕不育

女性长时间进行过量的体育运动或者比较紧张激烈的比赛活动后，可能会出现运动性闭经。运动性闭经与体重减轻、体内脂肪含量减少、饮食中蛋白质含量不足等都有关系，若体重减轻10%～15%、体内脂肪含量丢失30%，此时就可能出现闭经。不过，当运动量减少时，月经周期即可逐渐恢复，但若长期不能恢复，就要到医院进行必要的治疗。

由于想要宝宝，很多男性在孕前有意识地加强了体育锻炼，以为可以增强体质，改善精子质量，却不知道过度的健身会适得其反，降低精子质量，导致不孕不育。

因为剧烈运动的能量消耗非常大，就算呼吸加深、加快也无法满足机体对氧的需求，这时葡萄糖会在缺氧的状态下发生无氧酵解，同时产生大量乳酸等酸性代谢产物。这些酸性代谢产物会随血液循环进入睾丸，导致氧化应激的发生，使精液中产生大量活性氧成分。正常情况下，精液具有一定的抗氧化能力，但当精液中的活性氧超出了精液自身的抗氧化能力后，会对精子产生不良影响，降低精子活力及精子的反应能力，使生精细胞凋亡增加，降低精子密度，一旦精子质量降低就会使受孕的概率也随之降低，严重者会导致不育。

此外，男性要注意不要久骑赛车，由于赛车车把的高度低于车座，重心前倾，腰弯曲度增加，会阴部的睾丸、前列腺紧贴在坐垫上，受到长时间挤压后会出现缺血、水肿、发炎等，影响精子的生成以及前列腺液和精液的正常分泌，严重时会导致不育。因此，男青年骑赛车每天应不超过一小时，骑行时也要注意用海绵套座垫保护会阴部。

健康小贴士

准备要宝宝的男性朋友要注意，适度健身很重要，怀孕前3～6个月最好避免过度运动，篮球、足球、登山、长跑等剧烈活动要适量进行，以运动后不感觉腿酸、疲劳为宜，并注意劳逸结合。

第二章

不孕不育怎样预防

在大多数人眼里，孕育是生理的、自然的、客观的，甚至是非人力所能为的，但研究却表明，很多不孕不育其实都是人为因素导致的，及早了解影响人体孕育的因素，并做好预防措施，能有效避免不孕不育。

孕育前的检查

到正规医疗机构接受孕前检查，可以帮助准备怀孕的男女双方了解自身的健康情况，接受针对性的评估和指导，促进安全孕育。有人认为我们夫妻双方每年都做体检，身体很健康，没必要再去做孕前检查，费时又费钱；也有人认为孕前检查是女人的事，男人只要身强体健就行了。上述这些都是错误的观念。孕前检查与一般的体检有很多不同，男性也并不是身强体健就能保证精子质量正常，为了保证能有一个健康的宝宝，孕前检查对于每对准备怀孕的夫妇来说都是很重要的。

孕前检查时间最好在计划怀孕的前3个月，如果检查时间太早，精液质量、分泌物等身体检查内容会发生改变，起不到应有的参考价值。记得男女双方都要进行检查，女性一般在月经结束后就可以了，且此时最好不要同房。

男女双方的检查内容有些是相同的，但男性主要是检查生殖系统方面的疾病，相对于男性而言，女性要检查的内容会比较多一点。

女性检查的主要项目有以下几项。

（1）**血常规（血型）**。这项检查有利于及早发现贫血等血液系统疾病，如果母亲贫血会出现产后出血、产褥感染等并发症，还容易使宝宝抵抗力下降、生长发育迟缓。

（2）**尿常规**。10个月的孕期对孕妇的肾脏系统是一个巨大的考验，

第二章 | 不孕不育怎样预防

胎儿会使母体的身体代谢增加，致代谢产物如尿素、肌酐素排泄增多，进而加重肾脏的负担，如果肾脏存在疾患会对母体和胎儿造成非常不利的影响，而尿常规的检查有助于早期发现和诊断肾脏疾患。

（3）**便常规**。便常规的检查主要是为了发现人体内是否有寄生虫感染等消化系统疾病。如弓形虫感染会造成流产、胎儿畸形，若未能及早发现，后果会非常严重。

（4）**肝功能**。主要是为了排除各型肝炎及肝脏损伤，患有病毒性肝炎的女性怀孕后会发生早产、新生儿死亡等非常严重的后果，肝炎病毒还可能垂直传播给孩子。

（5）**胸部摄片**。这项检查是为了诊断结核病等肺部疾病。原来患有结核的女性怀孕后的治疗用药会受到限制，如果是非活动性的结核，其常会因为产后的劳累而加重病情，并有可能传染给新生儿。

（6）**妇科内分泌检查**。诊断是否有排卵、是否存在高雄激素血症及高泌乳素疾病，如果女性患上卵巢肿瘤即使是良性肿瘤，怀孕后也会因为子宫的增大而影响了对肿瘤的观察，导致流产、早产等后果。

（7）**白带检查**。能筛查出女性是否患有滴虫霉菌细菌感染，如果患有性传播疾病最好是先彻底治疗后再怀孕，若不治疗则会引起流产、早产、胎膜早破等。

（8）**染色体检测**。能及早发现克尼格征、特纳综合征等遗传疾病。

（9）**超声检查**。可排查是否存在子宫内膜增生、子宫内膜息肉、子宫肌瘤及附件肿物等。

男性检查除了血常规、尿常规、便常规、染色体检查、ABO溶血检查，还要检查以下内容。

（1）**性功能检查**。包括性功能是否正常、勃起是否有障碍等。

（2）**精液检查**。可以诊断精子质量，精子是否有活力或是否少精、弱精，也可以诊断出参与精子产生、储存、获能、运输这些过程的组织器官是否正常。

（3）**精子抗体检查**。抽血检查精子抗体是否存在，因为精子抗体是导致免疫性不育的原因之一。

孕前检查除了仪器设备检查，体检者的职业、生活环境、本人及家人以往的健康状况等也是检查的内容，比如体检者是否在高温、高辐射的地方工作，男性是否患过腮腺炎、隐睾症等疾病，是否患过传染病，女性是否有过流产、葡萄胎、死胎、畸胎、早产、产后婴儿不明原因夭亡的情况等。为了能有一个健康可爱的宝宝，建议计划怀孕的夫妻双方都去做一个全面的孕前检查。

健康小贴士

孕前检查可及时发现对怀孕不利的风险因素，并进行个体化干预，以提高计划怀孕夫妇的健康水平，降低不良结局的发生风险。孕前检查也会使女性对怀孕更有心理准备，使以后的孕期生活也更顺利，进而能给胎儿创造一个健康成长的优良环境。

第二章 | 不孕不育怎样预防

女性要爱护你的卵巢

卵巢是女性重要的性腺器官，其自身的发育、病变会直接影响到女性的孕育能力。在第一章中我们已讲过卵巢未发育或发育不全，卵巢本身病变或由其他疾病引起的病变都会导致女性不孕。既然卵巢在女性的身体里扮演着这么重要的角色，那我们又该如何爱护我们的卵巢呢？

卵巢是女性的"生命之源"和"活力之泉"，卵巢的主要功能是排卵和分泌性激素包括雌激素、孕激素以及少量雄激素。女性随着年龄的增长，卵巢功能开始退化，全身便会出现许多症状。如果女性激素分泌不足，人体就会出现内分泌失调，造成色斑、黄褐斑、皮肤暗黄、无光泽等，同时还会引起胸部下垂、胸闷气短、心烦气躁、月经不调、痛经、局部肥胖等，还可能使更年期提前。

从生理学上来说，女性的卵巢从出生起就进入了一个不断衰退的过程，要想维持女性激素水平，使卵巢功能的自然衰退发生逆转是不可能的，但我们可以加强对卵巢的保养，从而在不同程度上延缓卵巢的衰老。

因为卵巢直接关系到女性健康及衰老的全过程，所以激素补充替代治疗能使女性延缓衰老。这种治疗能有效改善症状、提高生活质量，但也要在医生的指导和严密监控下使用。除了医学方法治疗外，还可以在医生的指导下服用补养肝肾、滋补气血的药物，如何首乌、熟地、黄芪等。

保养卵巢也应注意合理膳食，可多吃富含维生素 C 和维生素 E 的食物，如新鲜蔬菜、鱼、虾等；多吃高钙食品；多吃富含叶酸的食物，叶酸富含于绿色蔬菜、柑橘类水果及全谷类食物中，孕期女性更要补充叶酸，保证母婴的安全。要少吃油煎、油炸的食品。

健康小贴士

卵巢保养好处很多，除了能预防疾病的发生，还可以调节女性生殖系统功能，促进卵巢功能稳定成熟；可激发女性激素的分泌，从而有效改善皮肤的色斑、暗疮，提升并恢复乳房弹性；可使女性保持优雅的体态，柔美的曲线；可使女性推迟更年期，延缓衰老；可平衡情绪，使女性保持健康的心理、年轻的心态。

第二章 | 不孕不育怎样预防

好的生活习惯造就美满

在第一章中我们已经具体阐述了影响不孕不育的因素，其中一部分人是由于不良的生活习惯造成的，其实这些患者只要平时能够养成良好的生活习惯，不孕不育症就完全可以避免，一些患者如果能够及时改掉这些不良习惯，不孕不育症就会不治而愈。

在日常生活中，女性要注意养成以下这些好习惯，才能顺利地实现自己的"妈妈梦"。

作息要规律。生活无规律，经常熬夜，睡眠时间过短，夜晚工作、白天睡觉等不良生活习惯会干扰大脑，特别是下丘脑功能，使其所发出的信息混乱或停止发出信息，导致卵巢不能正常分泌性激素，进而造成排卵功能障碍。所以，计划怀孕的女性一定要养成规律的作息。

不盲目减肥。拥有完美的身材是每个女孩的梦想，但盲目过度节食会导致营养不均衡，使身体严重缺乏微量元素，进而影响生育能力。比如，缺铁会使月经量和月经周期不正常，缺锌易导致卵巢功能发育不全，缺碘有可能引起闭经，导致排卵障碍。所以，减肥要适度，此外，还要注意饮食上不能挑食偏食，挑食偏食也容易导致营养不良。

不抽烟。香烟的烟雾中含有多种致癌、致畸物质，女性长期吸烟会干扰和破坏正常的卵巢功能，引起月经不调、过早绝经或不孕。

不酗酒。大量饮酒不仅会导致排卵障碍，还会诱发子宫内膜异位症、月经异常和痛经等症状，若在妊娠初期饮酒，即使是少量饮酒，也可能导致胎儿畸形。

少喝咖啡。咖啡虽然具有提神醒脑的功效,但长期大量饮用会影响女性的生育能力,因为咖啡因可导致DNA损害及染色体畸变,即使怀孕也会加大流产、胎儿畸形的概率。

不久坐。久坐会影响血液循环导致妇科炎症的发生,最终可能会导致不孕。日常工作或生活中最好每隔40分钟左右起身活动一下筋骨或者溜达一圈,保证一定的运动量可减轻久坐带来的危害。

少接触洗涤用品。洗涤剂中的化学物质可通过皮肤进入体内,可能会使已受精的卵细胞变形、死亡,计划怀孕的女性应少接触洗涤用品,必要时戴防护手套。

情绪要稳定。工作生活中要学会释放压力,缓解紧张情绪。

不光是女性,男性也要养成良好的生活习惯,这样不仅能使自己拥有健康的体魄,还能拥有正常的生育能力。

健康小贴士

由于现代生活方式的改变,很多女孩喜欢穿"露脐装""吊带衫",即使天气已经变冷,还可以看到大街上很多女孩这种"要风度不要温度"的穿着。这些衣服很容易使身体受凉,干扰女性内分泌系统正常工作,导致女性出现月经病、带下病等妇科疾病,甚至不孕症。

第二章 | 不孕不育怎样预防

习惯性流产不孕要预防

习惯性流产属于自然流产，指的是连续发生自然流产2次以上，而每次发生流产的时间大多是在同一妊娠月份，也有少数时间长短不一样的流产形式。大部分习惯性流产是由母体因素造成的，只要积极预防和治疗，并不一定会造成女性不孕。

若女性之前有过习惯性流产的经历，那么在计划再次怀孕之前一定要做好预防工作，防止再次发生流产。下面这些方法会帮助你度过这段特殊时期。

● 若发生自然流产，至少要避孕3个月到半年，只有让女性的身体得到充分恢复，才会减少流产的发生。如果已发生过2次以上的自然流产，在下次受孕前女性要到正规医院做一次全面检查，确保其身体可以再次受孕。

● 准备怀孕前夫妇双方要做孕前检查，尤其是做染色体的遗传学检查，还要做血型鉴定，因为血型系统也是引起习惯性流产的原因之一。若属染色体异常者，再次妊娠时必须进行羊水细胞染色体核型分析，确定胎儿是否有染色体异常，如果发现异常，要及时终止妊娠。若男性患有菌精症，要彻底治好后再让妻子受孕。

● 孕期若子宫内口出现松弛可视情况做子宫内口环扎术，保住胎儿。如患有阴道炎，必须治愈后再进行手术；有的患者做过宫颈锥形切除，可能需要提前行预防性环扎术。

- 若患有黄体功能不全，那采取药物治疗的时间必须超过上次流产的妊娠期限（例如上次是在怀孕4个月时流产的，那么药物治疗时间就不能少于怀孕后4个月）。

- 若患者患有甲状腺功能低下，孕前、孕期内要按医嘱服用治疗甲减的药物保证母婴的安全。

- 再次怀孕后，妊娠3个月以内、7个月以后应严禁房事，若是因黄体不足所致的习惯性流产，经补充黄体酮安胎至孕3个月后可适当房事。

- 患者最好长期禁欲。禁欲期不看与性有关的书刊和影视，避免造成性紧张。有性要求时要克制，绝对不能自慰，因为自慰对子宫的刺激强度比性高潮时所引起的宫缩强度还要高。

- 孕妇要注意休息，特别是在流产危险期应绝对卧床休息，保持情绪稳定和良好的心态，生活规律，避免因精神过度紧张、焦虑等再次引发习惯性流产。严禁体力劳动，但可以适当运动。

- 女性再次怀孕后要避免接触有毒物质和放射性物质的照射，不要去流行病区及拥挤的公共场所，避免接触宠物。

- 夫妻双方都要坚持良好的卫生习惯，不用公共场所的洁具，毛巾、盆具要专用，内衣和袜子不能同洗，尤其要注意性器官的卫生。

健康小贴士

孕妇在饮食方面要特别注意营养的均衡吸收，不要挑食偏食，多吃富含各种维生素及微量元素的、易于消化的食品，如新鲜蔬果、蛋类、肉类、豆类制品等，不要食用寒凉食品和容易使人上火的食品，如熏鸡、油炸类食物等。

第二章 | 不孕不育怎样预防

预防不孕从预防妇科疾病开始

很多已婚女性患有不同程度的妇科疾病，其中卵巢囊肿、输卵管堵塞、子宫肌瘤、子宫内膜异位症这四种妇科疾病严重威胁着女性的生育能力。其实，导致不孕的这些妇科疾病是可以预防的，下面我们就详细谈一谈这四种导致女性不孕的妇科疾病的预防方法。

卵巢囊肿的预防

卵巢囊肿在早期具有一定的隐蔽性，无明显症状，不容易被发现，随着肿瘤的不断增长，患者会出现下腹疼痛、腹内有肿块、月经紊乱等一系列症状。预防卵巢囊肿可采取以下方法。

定期筛查。由于卵巢囊肿早期没有明显症状，定期筛查有助于及早发现病情，一旦确诊，要及时进行治疗，防止其进一步发展为恶性卵巢肿瘤。

随访观察。女性应在月经干净后进行随访观察，如果诊断出的囊肿直径小于5cm，那可能是生理性囊肿，这类囊肿大部分可自行消失，但必须定期观察，如有增大应立即手术。

作息要有规律。远离不良的生活习惯，业余生活要适当，彻夜打牌、打游戏、看短视频等活动要坚决禁止。

保持良好的心态，适当加强体育锻炼。多在阳光下运动，注意劳逸结合，学会自我调节，释放压力，以乐观的情绪面对生活和工作。

合理饮食。纠正偏食挑食的习惯，按时吃饭，多吃清淡食品，忌咸、辣食品，不宜食用过冷、过热食物，过期食品、海产品也不能食用。

戒烟限酒。长期吸烟喝酒会导致机体免疫力下降，使患卵巢囊肿的概率增大。

输卵管堵塞的预防

正常的输卵管是保证受孕的基本条件之一，如果输卵管发生病变导致堵塞，就会造成不孕。

注意生殖系统的清洁卫生、预防各种病原体感染。这是预防输卵管堵塞最关键的地方，夫妻双方要养成良好的性卫生习惯，洁身自好，防止性传播疾病的发生。保持生殖系统洁净，避免生殖系统感染，可将输卵管堵塞的概率降到最低。

及时治疗各种妇科炎症。阴道炎、各种盆腹腔炎症要及时到正规医院治疗，防止不正规的医院或门诊因治疗不当而埋下输卵管堵塞的隐患。

避免人工流产，尤其是频繁的人工流产。人工流产手术后炎症感染可能引起继发性子宫内膜炎、盆腔炎，导致输卵管炎症等，引起输卵管阻塞或不适，进而造成不孕或宫外孕。

尽早发现输卵管妊娠等异位妊娠。一旦检查出怀孕（验孕棒或抽血查人绒毛膜促性腺激素）要尽早做B超，判断是否怀在宫内，以尽

第二章 | 不孕不育怎样预防

早发现输卵管妊娠等异位妊娠。

注意休息，防止着凉。避免劳累，炎热天气在空调下要穿上袜子、盖上毯子以防着凉，长时间吹空调容易使下肢和腰部过于寒冷而引起高危妊娠。

注意饮食。多吃富含维生素 B 和微量元素的粗粮以及含铁和钙的新鲜蔬果，适量食用海产品以保证碘的摄入量。

子宫肌瘤的预防

子宫肌瘤是女性生殖器最常见的良性肿瘤，是由平滑肌组织增生而形成。预防子宫肌瘤，可从以下几方面入手。

避免人工流产。人工流产会诱发子宫肌瘤，夫妻双方要做好避孕措施，尽量减少或不做人流手术。也不要滥用避孕药，过量服用避孕药会引起一系列子宫疾病。

节制房事，注意房事卫生。防止生殖道感染引起的子宫疾病，经期绝对不能同房。

科学减肥，适量运动，提倡母乳喂养。体内雌激素过高容易导致子宫肌瘤的发生，改善肥胖、适量运动、母乳喂养都会使体内的雌激素处于平衡状态，有利于保护子宫。

注意饮食。宜食低脂、清淡食物，忌食辛辣等刺激性食物和桂圆、蜂王浆、阿胶等凝血性含激素类食品，多吃鱼禽蛋类等绿色天然食品。

定期进行妇科检查。20 岁以上未婚无性生活史的女性要每年做一次 B 超检查，已婚或有性生活史的女性要每年做一次妇科检查，以便及时发现各种妇科疾病。

慎服减肥药和补品。 不少减肥药和补品中含有性激素，长期大量服用会扰乱人体的正常代谢功能，是子宫肌瘤的诱因之一。

调节情绪，保持良好的心态。 防止因过度抑郁导致雌激素分泌增多，引起子宫肌瘤。

子宫内膜异位症的预防

具有生长能力的子宫内膜组织出现在子宫体以外部位的疾病叫子宫内膜异位症。它是一种常见的妇科疾病，临床治疗非常麻烦且不易治好，要及早采取措施防止子宫内膜异位症的发生。

（1）经期内杜绝性生活，避免剧烈的体育运动和重体力劳动，防止剧烈的体位和腹压变化引起经血逆流。

（2）尽量减少人工流产和刮宫，注意性卫生和生殖器官的清洁。口服避孕药可减少患子宫内膜异位症的概率。

（3）及时纠正因生殖道梗阻妨碍正常经血外流的病症，如处女膜闭锁、宫颈狭窄、生殖道梗阻等病症，要及时进行手术矫治，避免经血逆流进入输卵管和盆腔，从而导致子宫内膜异位症的发生。

（4）宫颈手术如激光、冷冻、修补等应在行经后 2～5 天内进行，在下次行经前宫颈伤口能有足够的时间愈合，防止经血中的内膜在创面上种植。

（5）孕中期做剖宫取胎术，手术时要采取措施防止内膜碎片种植。

（6）注意饮食调理，宜食用清淡富营养而易消化的食物，多食新

第二章 | 不孕不育怎样预防

鲜蔬果，忌食生冷、辛辣、煎炸、肥厚刺激类食物。

（7）注意调整情绪，保持乐观积极的心态，使机体免疫系统的功能正常发挥。青春期女孩要注意避免受到惊吓而造成闭经。

预防男性不育从预防传染病开始

在各种危害男性生育能力的传染病中，流行性腮腺炎和性传播疾病名列前茅。

流行性腮腺炎的预防

流行性腮腺炎是一种腮腺炎病毒引起的急性呼吸道传染病，俗称"痄腮"或"大嘴巴"，传染性较强，5～15岁男孩发病最多，冬春季节易发病。未患过腮腺炎者接触腮腺炎患者或病毒携带者后2日内可能会发病。其预防方法主要如下。

接种疫苗。麻疹、风疹、腮腺炎三联疫苗是目前最普及的预防腮腺炎的疫苗，但先天或获得性免疫低下者以及对鸡蛋白过敏者不适合接种腮腺炎减毒活疫苗。注射疫苗时，要高度重视疫苗所致腮腺炎病毒的感染问题。其接种方式除皮内、皮下注射外，还可采用喷鼻或气溶胶吸入。接种疫苗15天后抗体开始产生，1个月抗体达到高峰，免疫成功者抗体可维持10年左右。

隔离患者，管理传染源，避免传染。早期隔离患者直至腮腺肿完全消退，一般不检疫接触者，但在集体儿童机构等应留验3周，暂时隔离可疑者。

被动免疫。血清制备的丙种球蛋白有被动免疫作用，但效果只能

第二章 | 不孕不育怎样预防

维持 2～3 周,一般的丙种球蛋白对预防腮腺炎没有效果。

中草药防治。近年来对中草药预防本病有了更多的认识,在流行季节采用板蓝根 30 克或金银花 9 克煎服,每日 1 剂,连续 6 天,可有一定的防治效果。

室内经常通风。保持空气流通,还可用 0.2% 过氧乙酸在房间内消毒。传染病流行期间不要到人流密集的场所。此外,养成良好的个人卫生习惯,多参加锻炼,可减少腮腺炎的发病率。

由于腮腺炎病毒喜欢侵犯有活性的腺体,而睾丸作为男性的性腺体,活性强,所以睾丸炎是流行性腮腺炎在生殖系统的主要并发症,约占其并发症的 20%。患者一般会在患腮腺炎后一周左右出现阴囊红肿、睾丸肿胀、疼痛或有下坠感,有时伴有发热和寒战。一般认为,青春期前腮腺炎合并睾丸炎较少见,即使对睾丸造成了一定的损伤通常也可自行完全康复。青春期以后患腮腺炎者较少,但更容易并发睾丸炎,因此在这一阶段患腮腺炎后一定要及时治疗,以避免睾丸炎的发生。

对症治疗。患者卧床静养,认真护理,在睾丸局部放置冷水袋冷敷,可使用丁字带支撑阴囊以减轻疼痛和肿胀,还可根据环境使用止痛剂以及退热药。

可注射恢复期患者的血清或丙种球蛋白。能对病情有明确疗效,保护男性的生育能力。

可注射干扰素。干扰素对急性腮腺炎、病毒性睾丸炎、睾丸萎缩都有较好效果。

性传播疾病的预防

性传播疾病简称"性病",是由性接触、类似性行为及间接接触所感染的一组传染性疾病。预防性病,应先从了解性病的传播方式开始。

性接触。 大多数性病是通过不洁的直接性行为传染的,卖淫、嫖娼、多个性伴侣、滥交都易导致该病的传播。

接吻。 与梅毒患者接吻也会导致梅毒的传播,淋病也能通过接吻传播,使人染上淋病性咽炎。

输血。 性病、艾滋病等都能通过输血传播。

产道感染。 若孕前没有彻底治愈淋病、梅毒、尖锐湿疣、非淋球菌性尿道炎、单纯疱疹等疾病,其都可通过产道传染给婴儿。

游泳。 如果游泳池消毒不严格,性病有可能通过游泳池里的水传播。

公共物品。 其他人使用性病患者用过的毛巾、脸盆、坐便器等物品有可能染上性病。在公共场所洗澡最好采用淋浴,尽量避免采用盆浴。

了解了性病的传播方式后,我们就能有针对性地进行预防。

远离危险区,不接触病原。 洁身自好,遵守道德规范,避免婚前性行为和婚后不正当的性行为,坚持性爱专一。口交、肛交等也会导致性病的传播,要尽量避免这些行为。

做好性行为前的预防工作。 使用避孕套或给生殖器涂抹外用药膏,通过避免生殖器皮肤黏膜的直接接触可降低性病的传播概率。

输血和使用血液制品一定要慎重,要在医生指导下使用。

养成良好的卫生习惯。 自己的生活用品如毛巾、牙刷、剃须刀等

第二章｜不孕不育怎样预防

要专用，尤其是性病患者的用品在使用后一定要消毒。

性行为后可采取补救措施。性行为后要及时清洗生殖器和手、口，并要仔细、反复地清洗，这样可将一些病毒及时清洗掉。

健康小贴士

性行为前服用维生素C或抗生素，性行为后立刻小便就不会得性病……这些观念是错误的，滥用抗生素反而会使细菌产生抗药性。性病的治疗需要一定的时间和疗程，不能因为没有症状了就停止治疗，这样很容易使疾病复发或产生抗药性菌种。

摆脱 生育力困惑
Baituo Shengyuli Kunhuo

正确度过"青春危险期"

随着年龄的增长和第二性征的发育,青少年在身体和心理上都发生了巨大的变化,对异性和"性"充满了好奇。但是由于家庭、学校对青少年性教育的缺乏和社会上低俗的性文化的泛滥,青少年性早熟、早恋、早期性行为,甚至早孕等现象时有发生。

不少家庭和学校对青春期性教育普遍采取回避态度,即使进行这方面的教育也是消极防范式的,总是站在教育者的立场进行空洞抽象的"区分爱情和友谊"之类的说教,缺乏与孩子的平等交流。受传统思想的束缚,一些家长总认为孩子接受性教育越早,发生性行为的时间就越早,或因不知如何与孩子沟通就迟迟不对孩子进行性教育,这些因素使青少年对"性的困惑"得不到正确的认识,只能通过不正规的途径获得错误信息,从而使青少年身心健康受到严重损害。

家庭和学校应该摒弃上述错误的观念,对青少年进行积极开放的性教育,帮助青少年度过"青春危险期"。

精神分析创始人弗洛伊德认为:"性欲是每个人的体格和人格的一部分。性,是一种本能,它决定了我们的性别角色和社会角色,也是人类接触外在世界的方法之一。透过对性的认识,我们才知道自己要扮演一个怎样的人、如何建立自我的观念、如何尊重异性以及如何和别人交往。"所以,性教育不仅仅是对青少年进行性心理知识、性心理发展、性安全保健、性美学、性伦理、性道德等性知识教育,更重要

第二章 | 不孕不育怎样预防

的是对青少年进行人格教育，传授给孩子大量的性知识并不是性教育的最终目的，它的最终目的是要教给青少年怎样培养良好的人格。

现代社会中，一般女孩在 12～13 岁，男孩在 14～15 岁进入青春发育期，这期间青少年的"自我意识"和"性意识"觉醒，有接近异性的行为，家长和学校对此要科学对待，正确引导。告诉孩子"第二性征"的出现是他们向成年过渡的自然现象，不必感到担忧或畏惧；对异性产生兴趣也是很正常的现象，这时他们才真正开始接触异性世界，通过让他们了解同龄异性的各种特征，增长他们对异性的认知，帮他们区分爱情和友谊，让他们用科学的知识武装自己，防范不健康的思想和行为的侵蚀，使青少年健康成长。

在青春期的性教育中，要把"贞洁教育"和"避孕套教育"有机结合在一起。既要告诉他们由于成年以前心理、社会、经济等各方面都不成熟，无法承担性关系带来的后果，所以要"洁身自爱"，通过其他方式释放性冲动等生理现象带来的压力；还要教给他们一些避孕的常识，防止由于"偷食禁果"带来更严重的后果。

健康小贴士

我国目前青春期性教育的模式还不太成熟，可以借鉴一下其他国家和地区比较成功的方法和模式，包括瑞典、荷兰的早期学校性教育，美英等国流行的"同伴教育"，联合国艾滋病规划署倡导的"ABC 性教育活动"（A 是避免婚前性行为；B 是对配偶或一个性伴侣保持忠贞、不搞性乱；C 是正确使用安全套）等。

避免抗精子抗体产生

抗精子抗体是由精子抗原诱发的特异性抗体，可凝集精子，抑制精子运动和其相关功能，是导致免疫性不孕不育的重要原因之一。但只要平时多注意，预防方法得当，就有可能避免抗精子抗体的产生。

不管是男性还是女性，生殖系统感染和外科损伤都会导致抗精子抗体的产生，可能损害精子，可能导致不孕不育。

抗体是自发产生，还是仅发生于一些睾丸损伤后，目前还不清楚。由于抗精子抗体多是患者在不知不觉中产生的，所以要从生活中多加防治抗精子抗体产生。

避免不洁性交，防治生殖道感染。男性要积极治疗附睾炎、睾丸炎、前列腺炎、精囊炎等生殖系统感染类的疾病，保持输精道的畅通，使精子不能进入组织而引起免疫反应；女性应积极治疗阴道炎、宫颈糜烂、输卵管阻塞等疾病，以避免精子从生殖道破损处进入周围组织和血液内引起免疫反应，产生抗精子抗体。

坚决避免经期同房。由于月经期的子宫内膜处于暴露的出血状态，抗病能力差，所以经期同房极易导致女性月经量增加、月经期不适症状加重，还容易导致女性生殖系统感染及可能进一步导致抗精子抗体产生。

治疗期间尽量避免同房，同房时要用避孕套。用避孕套可防止精子抗原直接暴露于女性生殖道，刺激女性体内产生抗精子抗体。这样连

第二章 | 不孕不育怎样预防

续使用 6 ~ 12 个月可使抗体阳性的女性体内抗精子抗体水平逐渐下降。

免疫抑制剂治疗。这种治疗方法主要使用氢化可的松栓剂、强的松、甲基强的松龙等类固醇类药物，但不良反应严重，应尽量避免采用。

培养良好生活习惯，注意自身保护。避免身体长期接触有害物质，防止生殖系统损伤和意外创伤。若生殖器官出现损伤时，男性要禁止性生活，女性应避免性生活或性生活时使用避孕套。

注意性生活频度。频繁的性生活使女性吸收大量的精液，而反复接触男性精液，可使某些女性发生特异性免疫反应，产生抗精子抗体。

预防感冒。经常锻炼，加强营养，可减少感冒的发生，提高机体免疫功能，增强抗病能力。

健康小贴士

对于抗精子抗体阳性的患者，夫妻双方都需要积极调节生活。检查排除自身免疫功能异常，并根据病因对症治疗。在治疗期间，性生活时要使用避孕套，减少与精子的接触。

远离盲目减肥，减出健康"骨感美"

目前比较流行的减肥方法有药物减肥、运动减肥、节食减肥、手术减肥等，科学的减肥方法不仅能让我们得到想要的"骨感美"，还能让身体更加健康，但若盲目减肥，方法不当，则不但不能和肥胖说"拜拜"，还可能会伤害身体，导致营养不良，甚至智商减低、记忆力下降。

药物减肥

目前市场上的减肥药主要分为以下三类：

抑制食欲类药物。这类药物主要是苯丙胺及其衍生物，如芬氟拉明、安非他酮等，通过调节摄食与饱食中枢神经抑制食欲来达到减肥的目的。但其中不少药品如芬氟拉明、安非他酮等属于精神药品，长时间服用容易上瘾。

增加代谢类药物。这类药物主要是膳食纤维，可使胃排空，抑制胃肠内食物分解，增加饱腹感，减少能量与营养物质摄入，从而达到减肥的目的。

抑制吸收类药物。蔗糖聚酯是一种替代饮食脂肪的药物，不会被消化吸收，服用后随粪便一起排出，此类药物的主要功效是减少热量来源。

第二章｜不孕不育怎样预防

如果长期使用药物进行减肥会引发很多不适症状，如头晕、头痛、口干、出汗、心悸、焦虑、失眠、食欲不振、胃肠道不适、性欲下降、视力模糊等。

由于药物减肥的机理不同，切忌擅自服用减肥药，也不宜长期服用以免导致药物成瘾，两种减肥药不能同时服用。还要注意，购买减肥药时要到正规药店，不要盲目购买那些道听途说、没有质量保证的减肥药，服用劣质减肥药可能会对肾脏造成暂时或永久性损伤。

运动减肥与节食减肥

"少吃多动"历来是减肥的不二法门，少吃多餐、合理的饮食搭配加上坚持不懈地适当锻炼，让你想不瘦都很难。

但很多减肥者却做不到这一点，只是盲目追随网络上的快速瘦身节食方法，如"三日苹果减肥法""生姜红茶法""八日蜂蜜法"等，这些方法通常能迅速瘦身，但若不能坚持下去很快就会反弹，若长期坚持又会造成营养不良。比如"三日苹果减肥法"，一般认为因为苹果是低热量食物，所以在减肥期间只吃苹果不会摄入太多热量，而且还能改善皮肤干燥、过敏性皮肤炎、便秘等症状，真可谓是一举多得。但实际上，从热量和饱腹感来说，苹果是用来辅助减肥的，如果作为主食，就会导致人体蛋白质摄入不足、免疫力下降、记忆力下降、贫血、消化不良等，减去的也只是水分，不是脂肪，一旦恢复正常饮食，很容易就会反弹。

这些快速瘦身的节食减肥方法其实既不科学，也不合理，还容易伤身。减肥是项需要毅力的工作，科学合理的节食加上适量的运动，只要你能坚持下去，就一定会有收获。

游泳、滑雪、举重和拳击是效果比较好的减肥运动，仰卧起坐、步行、跑步以及仰卧直腿抬高等运动也有助于减肥。

手术减肥

目前手术减肥中吸脂减肥术是比较安全和有效的，它是利用超声波、高频电场等物理手段将脂肪击碎，再通过皮肤小切口将吸脂管插入皮下脂肪层，利用负压的吸力，将人体局部堆积的皮下脂肪去除，以达到减肥及改善体形的目的。

吸脂减肥术对于青年女性来说可以改善体形、增加美感，腹部脂肪被吸取后还可以减少甚至消除分娩后的妊娠纹，但该手术只适合18～55岁有局限性脂肪堆积的女性，有器质性心肺疾病、有药物严重过敏史、血栓性静脉炎、有出凝血障碍的女性等均不可进行吸脂术。由于青少年正处于生长发育阶段，吸脂手术会干扰青少年体内的正常脂肪发育，影响激素代谢水平，使其正常生长发育受到干扰，所以最好在成年后再考虑施行吸脂术。

第三章

不孕不育的中医治疗

　　许多古代医家对不孕不育问题都有过精辟的论述。中医强调内因在不孕不育发病、治病中的作用,注重脏腑内部功能变化对"胞宫""肾气"的影响,对非器质性不孕不育症的调理效果显著。

输卵管不通的中医疗法

输卵管不通包括输卵管粘连，输卵管因炎症不通，输卵管扭曲不通，输卵管受脂肪、肌瘤、囊肿挤压堵塞，输卵管因积液不通，输卵管因气阻不通六种情况。中医认为，输卵管阻塞主要是因为湿热瘀阻、寒湿瘀滞、痰湿瘀结所引起的瘀滞导致脉道不通，进而引发女性不孕。究其根本，或因气滞、或因寒凝、或因气虚而成"瘀"，瘀作为致病因素又易与寒邪、温邪、热邪相结合，形成湿热、寒湿、痰湿，瘀阻脉管导致不通。

中医治疗输卵管不通有多种方法，每一种方法针对特定的证候，因为只有这样才能更好地辨证论治，所以选择中医治疗输卵管不通时，先要查清病因所在。输卵管具有非常复杂的生理功能，它对于卵子的摄取、卵子的受精、受精卵的分裂成熟和输送起着十分重要的作用。而输卵管不通多是因为急性、慢性输卵管炎或输卵管结核、慢性盆腔炎或盆腔手术后附件粘连或子宫内膜异位症等引起的。炎症使输卵管局部充血、水肿、炎性渗出、纤维组织增生导致阻塞。输卵管是输送精子、卵子或受精卵的重要通道，其正常运作对生育来说是一个十分重要的环节。凡是先天性发育异常或后天性的病变造成输卵管炎症，或者产生输卵管粘连阻塞，或者影响输卵管的正常蠕动和通畅等情况都会影响精子的输送，使精子和卵子结合受阻导致不孕。

输卵管不通的临床症状主要为下腹隐痛、腰痛以及月经异常等，

第三章｜不孕不育的中医治疗

但也有不少患者反映他们除了不孕外，并没有感觉身体有其他不适症状。输卵管通液检查可以明确判断输卵管是否通畅，子宫输卵管碘油造影可确诊输卵管的梗阻范围和程度，如输卵管细长，呈僵直状或串珠状，则有结核性的可能。输卵管阻塞造成的不孕，主要是因为气血瘀结，壅阻经脉，输卵管充血、水肿、炎性浸润、积脓、积水以及肉芽性增生等病理改变引起的。针对患者的发病机理，中医治疗采取相对应的治法，或温经散寒通络，或清热利湿通络，或疏肝理气通络。

现代研究证明，活血化瘀类中药具有改善血流动力学、血流流变学、微循环等作用，同时可以降低炎症区毛细血管的通透性，减少炎性渗出，使局部组织的血液循环得到改善，促进炎性渗出物的吸收，抑制纤维细胞产生胶原，对体液免疫和细胞免疫也有一定的调节作用。

中医治疗输卵管不通遣方用药以活血化瘀，散结止痛为主，药性偏低，对于脾胃功能虚弱的患者用药一定要适度，以免引起不良反应。

健康小贴士

输卵管不通虽然可导致不孕，临床上却常常没有表现出任何症状和体征，只有在输卵管发生炎症的时候才会感觉到慢性腹痛。而且在临床症状上，输卵管不通与其他疾病很难区分，当一些患者出现下腹疼痛、分泌物多、腰痛、下坠、月经来潮时血量增多等症状时，就很容易与其他疾病相混淆。人们可以通过输卵管碘油造影检查或腹腔镜检查才能确定输卵管是否阻塞。

男性警惕精液异常性不育

男性不育是指由男方原因造成的不育。在男性不育中，精液异常是导致男性不育的重要原因之一。精液是由精子和精浆组成的，精液异常也包括精子异常和精浆异常两方面。精子异常主要表现为精子过多、少精子、无精子、精子活力低下、死精子、畸形精子以及精子积聚等。精浆异常主要是指精液量过多或过少、精液不液化、精液不凝固、精液白细胞过多等。

精液异常导致男性不育的原因有先天性因素和后天性因素两个方面。先天性因素主要包括先天禀赋不足，肾气亏虚，命门火衰，肾阴不足，或肾精不足造成精子发育异常。后天因素主要指房事过度、饮食不节、久病不愈引起的情绪低落，外感六邪及外伤等。

中医治疗精液异常性不育辨证论治，具体如下。

肾精亏虚证

肾精亏虚证的不育患者主要表现为腰膝酸软、健忘耳鸣、倦怠乏力等，临床症状为少精子、无精子、精子活力低下。中医认为肾藏精，主生殖，精气的盛衰直接影响到精子的质量和数量。前人有男子以精为主，女人以血为主的说法，所以肾精亏虚是男性不育的主要病因。补肾填精是治疗精液异常性不育的基本方法，在临床应用时，以滋肾

第三章 | 不孕不育的中医治疗

阴填肾精为基础，因为精属阴，肾精、肾阴同为肾的物质基础，同时，中医认为气生精，精化气，二者互根互用，所以治疗时还要辅以补肾气的药物。另外，精血同源，气血相生，治疗时可酌加益气养血的药品，"调气血"而化精。可以选用鱼鳔丸、生髓育麟丹、添精续嗣丸、五子衍宗丸合七宝美髯丹加减、聚精汤加减。

肾气亏虚证

肾气亏虚证的不育患者主要表现为早泄、遗精、腰酸、尿频、尿滴沥，舌淡、脉细弱等，临床上表现为精液量多而清稀，或是精子异常增多，或是死精子增多，或是精液不凝固。中医认为该病是因为气血不足，肾气虚弱，精关不固，开合失司所致，治疗以补益肾气为主。

可以选用固精丸、金匮肾气丸、生精种玉汤、五子衍宗丸合保元汤等。

肾阳亏虚证

肾阳亏虚证的不育患者主要表现为腰膝酸冷，畏寒肢冷，外阴及两股寒冷，头晕耳鸣，精神萎靡，阳痿早泄，夜尿频，小便清长，舌淡胖边有齿痕，脉沉细等。临床上则是精液量清稀不凝固，或精液量多而清冷，或精液黏稠不液化，或少精子、精子活力低下。中医认为肾阳亏虚主要是因命门火衰，失于温煦，阴精不化，肾精亏虚，气化失司。治疗时在于恢复肾脏的温煦和气化功能，以温补肾阳为主。

可以选用右归丸合斑龙丸、金匮肾气丸、赞育丹、金匮肾气丸合保元汤、右归丸加味等。

应用此疗法时要注意，温热制品要适度，以免耗伤阴精。组方要注重滋肾阴药物的选用，取阴中求阳之意，来使阳得阴助而生化无穷。另外，可以添加益气养血之药，以助生精之源。如果患者阳虚寒盛，还当加温经散寒药，如乌药、小茴香、延胡索等。

肾阴亏损证

肾阴亏损证的不育患者主要表现为腰膝酸软，耳鸣盗汗，五心烦热，口干舌燥，心烦失眠或者性欲旺盛，舌红少苔，脉细数等。临床上则是精液量少，或精液黏稠不液化，或精液中白细胞增多，或死精子过多，或畸形精子过多。肾阴亏损主要是由肾阴亏虚，阴虚生内热，虚热暗耗肾阴，治法以滋肾补阴，养阴清热为主。

可以选用大补阴丸、液化汤、知柏地黄丸、六味地黄丸合五子衍宗丸加减。

临床应用时不要一味地用滋腻补肾之品，养阴药物性多滋腻，要慎防碍胃，影响后天脾胃的正常功能，并最终影响精子的生化。

气血两虚证

气血两虚证的不育患者主要表现为形体消瘦，心悸气短，精神疲惫，倦怠乏力，面色萎黄等。临床上表现为精液量少，或精子活力低下，或少精子。中医认为该证是由于脏腑功能减退导致气血两虚，精失所养，治法以补气养血为主，以滋补肾精。

可以选用八珍汤合五子衍宗丸、河车种子丸、十全大补汤加味等。

心脾两虚证

心脾两虚证的不育患者主要表现为心悸头晕，失眠多梦，纳少乏力，神疲倦怠，面色无华，舌淡苔薄白，脉细弱等。临床上表现为精液稀薄不凝固，精液量或多或少。该病证是由于思虑太过，心脾两虚，气血不足，后天之精化源不足，肾精失于充养所致，治法以健脾益气，养心安神为主，可以选用归脾汤。

湿热下注证

湿热下注证的不育患者主要表现为小便黄浊，尿道灼热，排尿不畅，或尿后有白浊，下腹、会阴部隐痛或不适，阴囊湿痒，胸胁痞胀，口苦咽干，舌红苔黄腻，脉滑或数等。临床表现为精液量黏稠不液化，精液量少，精液中白细胞增多，精液腥臭浑浊，或精子数量异常增多，或精子活力低下，或畸形精子增多。中医认为该病证是湿热下注，清浊不分，导致湿浊阻滞，瘀阻精道。治法为清热利湿。

可以选用萆薢分清饮合三妙丸、龙胆泻肝汤合知柏地黄汤、龙胆泻肝汤合五味消毒饮、龙胆泻肝汤合六味地黄汤加减、八正散、龙胆泻肝汤加减、利湿益肾汤等。

气滞血瘀证

气滞血瘀证的不育患者主要表现为下腹、会阴部疼痛，睾丸不适，或射精时疼痛，舌苔暗红或有瘀斑瘀点，脉沉细涩。临床上主要表现为精液不液化，或精液量少而稠，或精液清稀不凝固，或精子过多。中医认为该病是由于气血瘀阻精道，导致精泄不畅。治法为理气活血化瘀。

可以选用血府逐瘀汤合五子衍宗丸、少腹逐瘀汤、血府逐瘀汤加减等。

肝郁气滞证

肝郁气滞证的不育患者主要表现为胸胁胀痛，下腹不适，情绪抑郁，射精疼痛或睾丸胀痛等。临床上主要表现为死精过多，舌暗红或有瘀点，脉弦等。中医认为该病证是由于肝气郁滞，疏泄失常，治法以疏肝解郁为主，可以选用逍遥散、达郁汤、四逆散和柴胡疏肝饮等。

第三章 | 不孕不育的中医治疗

性功能障碍引起的不育

男性性功能障碍是指男性在性活动过程中，出现性欲唤起、阴茎勃起、阴茎插入阴道、阴茎维持相当时间勃起状态和射精等性反应周期中任何一个或多个环节的障碍。主要包括性欲低下、性厌恶、性欲亢进、勃起功能障碍、插入障碍、射精障碍等。其中射精障碍包括射精过早、不射精和逆行射精。

男性性功能受大脑和脊髓等高级神经中枢与内分泌系统共同协调控制。正常成年男子在接收到有关性的刺激，如视觉、触觉、嗅觉、听觉刺激信号后便会产生性欲，随即出现阴茎海绵体充血膨胀，阴茎勃起变硬可插入女方阴道进行性交。在性交过程中，来自肉体及精神的刺激会引起男性中枢神经系统的高度兴奋，进而达到性欲高潮并产生性快感，这时输精管壶腹部及精囊会发生痉挛性收缩，盆腔骨骼肌也会同步收缩，使精液自尿道射出，其后性兴奋消退，阴茎疲软，整个过程持续 10～20 分钟，大多数男性在射精后 1 小时内不能再发生阴茎勃起与射精。一般情况下，男性的性能力在 30 岁左右达到高峰，之后开始逐渐降低，60 岁以后性能力基本消失，但有的男性 70 岁以后仍然有性能力，这其中有很大的个体性差异。

很多未婚男子的无性欲或性欲低下多是一种顾虑，很可能是没有足够的刺激引起性欲。阴茎勃起异常，主要表现为阳痿；射精障碍包括早泄、遗精、不射精。上述的异常表现，会造成性生活不和谐或不能将精液射入女方阴道而导致不育。

造成男子性功能障碍的原因在于手淫或房事过度等不正常的性生活习惯和心理因素，如紧张、恐惧或缺乏信心等，造成神经内分泌功能失调。此外，某些药物也有抑制性功能的作用。只有很少情况是因为疾病造成的，如脊髓损伤、慢性副性腺的炎症等。性功能障碍导致的不育重在预防，应掌握科学的性知识，克服不良习惯，积极治疗全身性疾病，这样才能有效防治由此造成的男性不育。

命门火衰证

该证主要是因为性交过频或者长期手淫导致肾阳不足，命门火衰。患者表现为面色苍白，夜尿频繁，头晕目眩，精神萎靡，畏寒肢冷，腰膝酸软，舌淡苔白，脉沉细等。

中医治疗主要选用龙归丸、桂附地黄丸等。

心脾两虚证

该证主要是患者思虑过度劳伤心脾，导致气血两虚，表现为精神不振，心悸怔忡，失眠多梦，纳呆便溏，舌苔薄腻，舌质淡，脉虚或结代。

中医治疗该证主要采用归脾汤加减。

惊恐伤肾证

该证是因为患者胆怯多疑，素体虚弱，性交时逢大惊猝恐所致。

第三章 | 不孕不育的中医治疗

患者的主要症状是精神苦闷,闻声惊恐,心悸失眠、多梦,脉弦细,苔薄腻。

中医治疗以大补元煎加远志、龙骨、枣仁等。

湿热下注证

该证是因为患者素体脾虚,湿邪为患,加之情志不畅、肝气郁结、郁久化热、湿与热相搏结所致,临床症状表现为阴囊湿热、睾丸疼痛、阴茎浸痛、小便短赤、下肢酸困、急躁易怒、苔黄、脉沉滑等。

中医治疗主要以知柏地黄丸加减。

健康小贴士

通过针灸治疗男性阳痿、遗精等性功能疾病,也有很好的治疗效果,但其治疗时间较长,且患者需要忍受针刺之苦,愈后如果不注意保养,病情还会反复。另外,中医还采用推拿疗法,其对性功能的作用通过开发性感觉区,促进性兴奋,疏通经络,调整营养来改善性功能,通常分为局部按摩和穴位按摩两种,但是患者应注意,推拿疗法需要由医生制订治疗计划,然后才能实施,不具有随意性。

子宫发育不良性不孕

子宫发育不良是女性生殖器发育异常中较常见的一种。该疾病主要是因为女性先天发育不足或机体的内分泌失调所致,特别是卵巢功能障碍造成雌激素、孕激素分泌异常,而子宫的发育需要两种激素的联合作用。因此,如果先天性无子宫或始基子宫(系双侧副中肾管融合后不久即停止发育所致的异常),或雌激素、孕激素分泌障碍,就会造成子宫的发育异常或不发育。

子宫发育不良患者的临床表现为无月经或月经稀少,以及痛经、不孕等。如果子宫发育不良程度较轻,结婚后可能受孕,但容易发生早产或流产,或是临产时子宫易出现收缩无力,产程延长,或因子宫收缩不好以致出血。

中医在治疗子宫发育不良性不孕方面积累了大量宝贵的经验,不但注重辨证论治,而且也会应用现代医学的检查手段与辨病论治相结合。从肾—天癸—冲任—胞宫生殖轴角度调节脏腑气血,改善卵巢功能。

子宫发育不良性不孕患者往往是结婚后多年不孕,并以形体瘦小,面色晦暗,性欲冷淡,月经初潮迟缓,月经后期色淡、量少,甚至经闭为主要临床表现,妇科检查时多为子宫偏小或无子宫,卵巢发育不全,取子宫内膜检查为增殖症或子宫腺体分泌欠佳,或者没有异常表现,但根据体温测定为单相性无排卵型月经。通过妇科双

第三章｜不孕不育的中医治疗

合诊检查可得到初步诊断，依靠盆腔充气造影或 B 超可以确诊。严重的子宫发育不良患者往往会合并内分泌功能失调及其他全身疾病，必要时可以通过测定性激素及进行其他脏器功能的检查来发现疾病。

中医认为，导致不孕的原因多是血少精亏和肾气不足，所以中医治疗此种类型的不孕以补肾为主。肾是先天之本，元气之根，储藏精气，是人体生长、发育和生殖的根本。当女性发育到一定时期，肾气旺盛，肾中天癸充实，就会有正常的经、孕、产、乳功能，若肾气不足，肾阳虚损，冲任失调，精血亏虚，胞宫失养，则会导致发育不良。

肾气不足证

临床表现为月经量少或闭经，经色暗，白带多而清稀，婚后不孕，腰膝酸软，头晕耳鸣，自汗倦怠，舌质暗淡，苔白，脉沉细弱。

中医治疗以补肾调经为主，选用归肾丸加减。

脾肾阳虚证

临床表现为月经量少，色淡，婚后不孕，白带清稀，腹胀纳差，腰膝酸软，头晕耳鸣，大便稀溏，小便清长，苔薄白，脉沉迟。

中医治疗以温补脾肾，益气养血为主，选用右归丸加减。

肾虚血瘀证

临床表现为月经量少，色暗红或有血块，行经腹痛，腰酸痛，眩晕耳鸣，胸胁胀闷不适，小便清长，舌质暗，边有瘀点、瘀斑，苔薄白，脉沉细而涩。

中医治疗选当归地黄饮合少腹逐瘀汤加减。

第三章 | 不孕不育的中医治疗

子宫内膜异位症不孕

子宫内膜异位症不孕是一种难治之症。西医上经常采用激素类药物进行治疗，一般不适合长期应用，而中医中药治疗有一定的独特优势。中医治疗子宫内膜异位症始终以活血化瘀为治疗大法，并根据不同证型或兼以补肾，或兼以祛寒，或兼以清热，或兼以理气，或兼以益气。同时还会根据月经周期的不同阶段来对患者用药，平时以活血化瘀为主，在月经时则有所侧重，如痛经的患者，经期可加延胡索、蒲黄、香附、三七等行气活血止痛；而对于月经过多、经期延长的患者，经期可加用三七、益母草、蒲黄、血余炭等祛瘀止血。

由于子宫内膜异位症导致的不孕，临床上主要以肾虚血瘀最为常见，在月经的后半期，应添加鹿角霜、淫羊藿、菟丝子、续断等补肾药来维持黄体功能促进怀孕。并应进行基础体温检测，一旦基础体温高温相超过14天，有怀孕可能，应慎用活血化瘀药，并适当加用补肾安胎药，以防流产。临床上，子宫内膜异位症不孕主要有以下证型。

肾虚血瘀证

肾虚血瘀证患者的临床表现为腰膝酸软，月经紊乱，经行腹痛，月经量或多或少，头晕，面部色素沉着，性欲减退，盆腔有结节包块，舌淡黯，苔薄白，脉沉细，黄体功能不全等，临床辨证以排卵分泌障碍的患者相对多见。

中医治疗该病证以补肾益气,活血化瘀为主,药方为寿胎丸合四物汤加减。桑寄生、菟丝子、莪术、赤芍、续断、白芍、三棱、郁金、丹参、当归等随症加减。

● 肾阳亏虚,并伴有夜尿频多、头晕耳鸣、倦怠乏力者,可以加杜仲、金樱子、鹿角霜、巴戟天、益智仁等。

● 盆腔包块伴腹痛者,可以添加夏枯草、海藻、生牡蛎、浙贝母等以软坚散结。

● 月经过多者,可以在经前去掉三棱、莪术两味药材,加茜草、益母草、三七、炒蒲黄等以活血止血。

● 伴有阴血亏虚,月经过少,色淡稀薄,经后腰腹部感到绵绵作痛者,可以加熟地黄、川芎等滋阴补血。

气滞血瘀证

气滞血瘀证患者的临床表现为婚久不孕,经行下腹坠胀剧痛,经量或多或少,经色暗有血块,胸闷,乳房胀痛,心烦易怒,舌黯,脉弦。表现高催乳素血症者临床辨证以气滞血瘀型多见。

中医治疗以行气化瘀为主,方药为膈下逐瘀汤加减。桃仁、制香附、赤芍、三棱、莪术、丹参、鳖甲、延胡索、当归等随症加减。

● 如果气滞明显,可以偏重用莪术;如果血瘀明显,可以偏重用三棱。莪术、三棱均有破血耗气之力,所以如果患者月经量过多,并伴有大量血块,或病久,正气虚损时,二者应酌减。

第三章 | 不孕不育的中医治疗

- 伴有肝气郁结、善太息者,可以添加枳壳、柴胡等来疏肝理气。
- 伴有肝郁化火者,可以去燥烈的当归,添加山栀子、丹皮等来清肝泻火。
- 夹寒者可以添加艾叶、茱萸等来温经散寒。
- 夹下焦湿热者,可以添加黄柏、知母、败酱草、红藤等以清热利湿。
- 伴有输卵管不通者,可以添加王不留行、川楝子、穿山甲、路路通等来通络疏管。
- 经行腹痛者,可以添加香附、蒲黄、五灵脂、益母草等来活血行气止血。

寒凝血瘀证

寒凝血瘀证患者的临床表现为婚久不孕,月经前或经期内下腹冷痛,并放射到腰膝、会阴及肛门各处,经量少,经色暗有块,形寒肢冷,舌淡暗,边有瘀点,苔薄白,脉沉细。前列腺素比例失调患者月经期前后尤其表现为寒凝血瘀证。

中医治疗以温经散寒化瘀为主,方药为少腹逐瘀汤加减。

- 经行小腹冷痛,腰痛如折,严重时还伴有呕吐、恶心、腹泻,甚至上腹绞痛的患者可以添加吴茱萸、砂仁等以温中止痛。
- 腹泻者可以去掉桃仁、当归,加杜仲、骨脂等以补肾温阳。

湿热瘀结证

湿热瘀结证患者临床表现为婚久不孕，小腹经常疼痛，月经前或经期小腹疼痛加剧，疼痛甚至会放射到腰骶部、会阴及肛门各处，经血量多，经色深红，质稠有块，白带黄稠，小便短黄，大便有时干结，舌质红，舌尖处有瘀点或瘀斑，苔黄而腻，脉弦数。进行妇科检查时会发现子宫略大，有压痛感，附件增厚、压痛，甚至可触及包块，后穹窿、子宫骶骨韧带可触及痛性结节。此证型以子宫内膜异位症合并感染而致不孕者最为多见。

中医治疗以清热利湿化瘀为主，方药为棱莪消积汤合小承气汤加减。

● 经期小腹疼痛加剧者，可以添加延胡索、香附等以行气止痛。

● 月经量过多的患者，可以去掉桃仁、三棱、丹参、莪术，添加蒲黄、地榆、益母草、茜草等以活血化瘀。

● 如果患者伴有白带量多，发热恶寒，可以加蒲公英、黄柏、银花藤等以加强清热利湿。

气虚血瘀证

气虚血瘀证患者的临床表现为婚久不孕，继发性和渐进性的痛经，在月经前期最为严重，并伴有肛门坠胀、里急后重、月经量多、经色淡、神疲肢倦、纳呆便溏、面色白，舌质淡胖，舌尖有瘀点或瘀斑，苔薄白，脉细涩。

中医治疗以益气、活血、祛瘀为主，方药为桂枝茯苓丸加减。

第三章 | 不孕不育的中医治疗

- 经期量多的患者可以去莪术、茯苓、三棱、丹参，添加艾叶、三七、阿胶、首乌等以养血止血。
- 经期腹痛严重的患者，可以添加香附、延胡索、乌药等以理气止痛。
- 如果患者伴有肾虚，可以添加鹿角霜、补骨脂、续断等来补益肾气。

健康小贴士

子宫内膜异位症不是一个新发现的疾病，在古埃及和我国古代文献中都曾记载这种病症。1995年，在美国儿童健康及人类发展学院召开的会议上指出，此病的发病率为10%，其中有30%～40%的患者有疼痛的症状，而且亚洲人比欧洲人要多。在1992年的医学报告中，患者之中亚洲女性占据了51%，而欧洲女性只有22%。

慢性宫颈炎易引起女性不孕

宫颈处于阴道和子宫之间，既是内生殖器的防护屏障，又是生殖生理和生殖内分泌功能的重要环节。当宫颈感染炎症时，会出现白带增多，颜色呈现白色或黄色黏稠状，脓性、恶臭，使阴道内环境发生改变，毒素及炎症细胞增多，不利于精子的生存和运动，无法穿透宫颈进入宫腔而导致不孕的发生。

宫颈炎分为急性宫颈炎和慢性宫颈炎，是一种十分常见的妇科疾病。其中，慢性宫颈炎的患者居多，严重时还会导致女性不孕，因而尽早治疗很重要。慢性宫颈炎的中医疗法可根据不同证型辨证施治。

湿热下注证

湿热下注证患者的临床表现是白带量多呈脓性，颜色发黄或白色，或带有血丝，性交痛或性交后阴道出血，腰酸坠胀，尿频尿痛，口苦咽干，舌红，苔黄腻，脉弦滑。

治疗湿热下注证的中成药分为两种：子宫丸，一日3次，每次9克，饭后温开水送服；妇炎平胶囊，一日2次，每次4～6丸，温开水送服。

第三章 | 不孕不育的中医治疗

同时可以采用以下两种食疗方法来辅助治疗：

● 椿白皮 12 克，扁豆花 9 克，用纱布包好后，加水 200 毫升，煎取 150 毫升，分次饮用，一般 1 周内即可见效。

● 新蚕沙 30 克，用纱布包好，薏仁米 30 克，放砂锅内，加水适量，煎服，每天 1 次，连服 5～7 天。

脾肾亏虚证

脾肾亏虚证患者的临床表现是白带量多而清稀，且连绵不断，腰膝酸软，食少神疲，或大便稀溏，舌淡苔白或腻，脉濡缓。

治疗脾肾亏虚证的中成药分为两种：茸坤丸，一日 3 次，每次 6 克，温开水送服；止带丸，一日 2～3 次，每次 3～6 克，饭后温开水送服。

同时可以采用以下两种食疗方法来辅助治疗：

● 鹿茸 6 克，淮山药 30 克，白果仁 30 克，猪膀胱 1 具。先将猪膀胱洗净，将诸药捣碎，装入猪膀胱内，扎紧膀胱口，小火炖至烂熟，入食盐少许调味，药、肉、汤一同服食。

● 杜仲 30 克，用纱布包好，粳米 30～60 克，同煮为粥，去药渣，食粥。

健康小贴士

慢性宫颈炎多见于流产、分娩或手术损伤宫颈后,病原体侵入而引起的感染,并由急性宫颈炎转变而来。当急性宫颈炎治疗不彻底时,病原体会隐居于宫颈黏膜内形成慢性炎症。许多女性在发病初期症状不太明显,一般常被忽略而直接发生慢性宫颈炎。临床治疗显示,阴道分泌物过多的患者中,有20%~25%是由宫颈炎所致。当宫颈有炎症时,大量的脓细胞可以吞食精子,或降低精子的活力,缩短精子的寿命,即使精子侥幸存活也常常被炎症造成的黏稠脓性白带阻碍,很难顺利通过宫颈管进入子宫,从而降低受孕率或导致不孕。

第三章 | 不孕不育的中医治疗

中医对男性不育的认识

男性不育除了少部分为器质性疾病，多数属于功能性疾病，主要有遗精、阳痿、死精、少精和液化时间长，生殖器炎症等。男性不育的原因有很多，其中相当一部分与精神、心理因素有关，至于性功能障碍如阳痿、早泄等也与精神因素关系密切，因此心理治疗对此类患者非常重要。患者平时还要加强体育锻炼，注意维生素 A、维生素 B、维生素 E 的摄入，保持精神舒畅。对于一些慢性感染性病灶如精囊炎、前列腺炎要积极治疗，避免食用辛辣刺激性食物，戒烟、戒酒。接受中医治疗时不能急于求成，需要一个较长的过程。

肝郁气滞证

肝郁气滞证患者的临床表现为婚久不育，附强不倒或阳痿不举，不能射精，精液黏稠不化，精子活动力差或死精子过多，患者精神不振，性情抑郁，胸闷不舒，夜不能寐，两胁胀痛，舌黯，苔薄黄。

治疗肝郁气滞证的中成药可用茴香橘核丸。

湿热下注证

湿热下注证患者的临床表现为婚久不育，阳事不举或举而不坚，精子活力差、血精或者死精子多，患者体态虚胖，头晕身重，肢体困倦，小腹胀满，小便黄赤。

治疗湿热下注证的中成药可用龙胆泻肝丸。

气血两虚证

气血两虚证患者的临床表现为婚久不育，性欲低下，精液稀薄，精子数量少，死精子多，患者面色萎黄，形体衰弱，头晕目眩，舌质淡，苔薄白。

治疗气血两虚证的中成药可以选用人参归脾丸、十全大补丸。

肾阴虚证

肾阴虚证患者的临床表现为婚久不育，早泄，遗精，精液稀少，死精子多，并伴有头晕耳鸣，腰酸腿软，手足心热，口干，失眠健忘，舌质红，无苔。

治疗肾阴虚证的中成药可选用六味地黄丸。

肾阳虚证

肾阳虚证患者的临床表现为婚久不育，性欲低下，阳痿不举或举而不坚，精液清冷，精子量少，活动力低，常常伴有肢体寒冷，腰痛膝软，精神疲惫，小便清长，舌质淡，舌苔薄白。

治疗肾阳虚证的中成药可以选用人参鹿茸丸、强肾片、金匮肾气丸。

第三章 | 不孕不育的中医治疗

早泄性不育症的效验妙方

早泄性不育症是指夫妻在同房时，阴茎虽然能正常勃起，但是在刚刚接触外阴或者已经进入阴道后仅数秒或数十秒便发生射精，随后阴茎疲软而不能维持性生活的一种病症。早泄是一种常见的性功能障碍性疾病，也因为早泄使精液排泄在阴道外或阴道口而导致不育。

早泄性不育症的实质是射精发生在男子的愿望之前，因为患者在性生活中持续或经常性地缺乏对射精和性高潮时合理的意念控制力，导致男女双方在性生活开始时忧心忡忡，而结束时满意度每况愈下。长此以往，患者往往会出现性欲减退等症状。男性早泄在临床上一般分为器质性早泄和功能性早泄，其中以功能性早泄居多。

功能性早泄是由于大脑皮质或脊髓中枢兴奋性加强，射精所需的刺激阈又太低或太敏感，导致阴茎与阴唇一触即射。这种病的发病原因是初次性交失败，或性欲过于冲动，或是婚前习惯快速自慰射精，或者是因为环境尴尬，或性生活紧张，或夫妻配合不当，或夫妻感情不和睦，或精神过于自卑自怨，等等。

中医认为，精液的封藏与排泄是由心、肝、肾三脏功能活动互相协调的结果。肾主生殖、封藏，肾虚则封藏失职，固摄无权，精液自泄。肝主疏泄，统调气机。如果情志抑郁，疏泄失常，约束无能，会导致交合时提前射精。心主神明，为君主之官，心有欲念，引发相火妄动，扰动精关，不能摄敛而早泄。所以协调心、肝、肾三者的生理功能是治疗和治愈早泄的关键。

男性早泄有多种不同的证型，在治疗的时候需要根据不同的证型对症下药。

肝经湿热证

肝经湿热证患者的症状表现是早泄，性欲亢进，小便黄赤，胸胁胀满，口苦咽干，舌质红，苔黄腻，脉弦数。

中医治疗以清热化湿为主，方药为龙胆泻肝丸加减。

阴虚阳亢证

阳虚阳亢证患者的症状表现是早泄遗精，五心烦热，腰膝酸软，咽干盗汗，舌红苔少，脉细数。

中医治疗以滋阴潜阳为主，方药为知柏地黄丸加减。

肾气不固证

肾气不固证患者的症状表现是性欲减退，早泄遗精，腰膝酸软，小便清长，夜尿繁多，舌淡胖，脉沉缓。

中医治疗讲究益肾固精，方药为金匮肾气丸加减。

第三章 | 不孕不育的中医治疗

心脾两虚证

心脾两虚证患者的症状表现除了早泄外，还伴有心悸气短，气虚无力，面色白，睡眠质量差，大便溏，舌淡，脉细。

中医治疗以补益心脾，方药为归脾丸加减。

另外，在采用中医治疗早泄性不育时有下面几种情况需要注意。

（1）中医治疗早泄要注重精神调养，排除心中杂念，平时应清心寡欲，陶冶性情，避免过度进行脑力、体力劳动。还要正确看待性生活，对早泄要有正确认识，防止将正常情况误认为是早泄，即使确实患有本病也要放下包袱。同时妻子要温存体贴，不要抱怨，不给丈夫增加心理压力，要帮助丈夫增强战胜疾病的信心。

（2）早泄主要是身体出现了虚证，这时患者饮食调理要偏于补益，忌食生冷寒凉食物。阴虚火旺者，要以补阴为主，忌用温燥之品，除了蔬菜、米面外，可以佐以海参、枸杞子、银耳、蜂蜜、淡菜等。肾气不固者可以配合核桃、栗子、黑豆、鱼虾、莲子等。

（3）坚持参加适度的体育活动。体育项目的选择要根据个人爱好与耐受程度而定，如慢跑、散步、体操、球类、太极拳等，以不感到劳累为度。

健康小贴士

　　针灸是我国独有的一种疾病治疗方式，它通过刺激人体的穴位，来达到排解病痛的功效，针灸对治疗早泄也有一定的效果，这里给大家介绍两种针灸治疗早泄的方法：第一种是选中极、关元、气海、肾俞、命门、三阴交、会阴等穴，每次选用3～5穴针刺，或加艾灸；第二种是选关元、气海、三阴交穴，每次用艾条灸以上诸穴各10分钟，每日1次，10日为1个疗程。另外，患者在选用此疗法时，一定要在专业医师的指导下进行，以免因操作不当给身体带来损伤。

第四章

不孕不育的西医疗法

　　中医注重经络、脏腑等内部变化，而西医更注重"看见的"，通过仪器或手术等方式，观察人体结构，发现并治疗身体中器质性变化。因此，西医在治疗器质性变化引起的不孕不育症方面效果显著。

西医治疗女性排卵功能障碍

女性生育的一个必要条件就是卵巢能够有规律地排卵，当排卵出现障碍时，就会导致不孕。有统计显示，因为排卵障碍造成女性不孕的占不孕患者的25%～30%。无排卵多是因为下丘脑—垂体—卵巢轴中的某一个环节存在病理障碍所致，但也可能是身体其他内分泌疾病因素造成的。

以往对于那些月经周期规律，基础体温双相（月经前半期体温较低，月经后半期体温上升并且持续14天）的不孕女性，只要卵泡发育正常，很少会对其进行进一步的检查。实际上，这种病例中卵泡发育正常但排卵异常的情况是很常见的。运用B超监测育龄女性，特别是不孕女性的卵泡发育的详细情况，确认其是否有发育成熟的卵泡、是否排卵及排卵时间，为临床治疗提供了可靠的依据。故在治疗前应该弄清楚这几个问题：卵巢有无排卵？排卵情况是否正常？如果无排卵，那么导致无排卵的因素在下丘脑—垂体—卵巢轴的哪一个环节？排卵障碍与身体其他内分泌功能调节或其他全身性疾病有没有关系？与精神因素是否有关？子宫内膜对卵巢激素反应是否正常？

要对上述问题做出判断，既要医生问询病史，又要进行体检，排除身体其他疾病尤其是其他内分泌腺疾病对卵巢的影响。检查卵巢功能时还应结合患者的月经史、生育史、妇科检查、基础体温测定、子宫颈黏液检查和阴道脱落细胞涂片检查，以及来月经前取内膜做病理

第四章 | 不孕不育的西医疗法

活体组织检查等方法,来确定有无排卵。

那么对于女性排卵障碍性不孕该如何治疗呢?

预防流产

在治疗排卵障碍的同时应预防流产,患者经治疗后妊娠,其流产的概率仍然很高,可以适量采用绒毛膜促性腺激素和黄体酮等治疗,以降低流产率。需要注意的是,采用药物治疗时要选择对胎儿安全并且有效的保胎药物。

促进排卵

医学上促排卵的药物有很多种,并通过不同机理产生作用。治疗排卵障碍的常用促排药物有促性腺激素释放激素、人类绝经期促性腺激素、促卵泡生长激素、克罗米酚及来曲唑等,使用这些药物时应慎重,要在医生的指导下使用。如果应用不当,不但达不到治疗效果,有时还会导致多胎妊娠、流产,甚至会发生卵巢过度刺激综合征,严重损害肝、肾功能。

内科治疗

对于那些合并内分泌紊乱性疾病的患者,还要接受内科的治疗,并在内分泌状态相对良好的时期怀孕,排卵障碍治疗方法可以减少流产率和孕期并发症的发生。

B 超监测排卵

在女性不孕症的诊断过程中，常常需要检测卵泡来观察其是否生长、发育、排出等。这种检查虽然看起来比较麻烦，却有着重要的临床意义。一般情况下，自月经周期的第 8 天开始，每 2 天做 1 次 B 超监测，当发现卵泡直径达到 17 毫米时，要改为每天监测 1 次，当卵泡发育成熟，直径达到 20～23 毫米，必要时可以每天监测 2 次，一直到排卵为止。做 B 超监测时，需要观察双侧卵巢的大小、形态，并记录卵泡的数量、大小以及月经时间等。

每个人在不同的月经周期卵泡的最大直径大多相同，当卵泡直径小于 17 毫米时，妊娠的可能性很小。同时，通过超声检测还可以清晰观察子宫内膜的厚度与形态，这对预测妊娠有一定的作用。

加强黄体功能

黄体是排卵后，残留于卵巢内的卵泡壁逐渐发育成富含血管的内分泌细胞团。新鲜时呈黄色。人类黄体生存期为 14 天，如卵子受精则继续发育增大，可维持 3 个月。一些女性不孕是黄体功能不足导致的，也有部分患者在应用促排卵治疗后需要加强黄体功能，常用的药物是绒毛膜促性腺激素、天然黄体酮等。

第四章 | 不孕不育的西医疗法

健康小贴士

治疗排卵障碍引起的不孕,患者需要遵循的治疗原则:首先,确诊病因后要及时看医生,不要讳疾忌医;其次,要注意适当休息,避免过度劳累;再次,要坚持正规系统的治疗,直到建立3次以上有序的月经周期,切忌中途停药;最后,要积极配合治疗,坚持每天监测基础体温,定期复查内分泌激素或盆腔B超。

输卵管性不孕症的误区与治疗方法

输卵管阻塞是造成女性不孕的一个重要原因，约占 1/3。由于导致输卵管阻塞的原因有很多，大大增加了治疗难度。特别是病原体多样化，非炎症病变率正在逐渐增加，以及长期不规范的用药导致菌群失调，或迁延不愈，为临床研究输卵管性不孕提出了新的课题。同时患者在输卵管性不孕症的治疗中存在很多误区，往往会延误治疗时机，这也是一个不可忽视的因素。

输卵管性不孕症存在不少误区，主要有以下五个方面。

盲目就医，贻误治疗时机

医学是一门科学，在对输卵管性不孕的诊治过程中应遵循科学规律，对其进行分类，明确诊断，然后对症治疗。在治疗过程中对机体的各种变化进行检测，得出准确的数据，使用在临床上被证明是有效的治疗方法，只有这样才能说是遵循了科学的治疗方法。

一方面是有个别小诊所医生会使用一些不科学的治疗方法欺骗患者获取钱财。另一方面是患者在就医过程中很盲目，不能科学地识别不育症领域中的真假医生。有些患者甚至会轻信秘方、偏方，而秘方、偏方只是经验方，并没有针对性，并不是针对每个人都有效，有时反而会贻误病情，延误治疗时机。

第四章 | 不孕不育的西医疗法

轻信广告宣传

很多不孕症患者因为求医心切，盲目轻信广告宣传，到一些不规范的诊所，这些诊所医生将目前医学上无法解决的疾病说成相对性的，对患者进行毫无希望的治疗，让患者白白花费了大量金钱。

把输卵管不通和不排卵混为一谈

输卵管与卵巢是两个相近的器官，二者各司其职，有联系又有本质区别，不能混为一谈。卵巢位于输卵管的下方，是一对扁椭圆形的性腺器官，外侧以骨盆漏斗韧带连于骨盆壁，内侧以卵巢固有韧带与子宫相连，其主要功能是分泌女性所必需的性激素，产生卵子。输卵管则是一对细长而弯曲的肌性管道，长 8～14 厘米。输卵管的作用是卵巢排出卵子和精子在输卵管内结合并将受精卵运送到子宫腔内。

在治疗方面，不排卵与输卵管不通的治疗方式是完全不同的。对于不排卵所致的不孕，连续超声监测卵泡发育，并使用药物促排卵，而输卵管不通的治疗方法是通过输卵管造影检查输卵管是否通畅及堵塞部位，并通过宫腔镜下导丝技术或腹腔镜手术来恢复输卵管的通畅性。

认为试管婴儿是万能的治疗方法

对于治疗输卵管不通，试管婴儿技术是最后的可供选择的方法。试管婴儿技术主要适用于那些男性少精、弱精，输卵管不通，患有子宫内膜异位症，女性严重的排卵障碍，免疫性不孕，不明原因的不孕等情况。这类患者如果经药物治疗或手术治疗后仍未怀孕，可以考虑做试管婴儿，或经医生评估后直接选择试管婴儿受孕。

试管婴儿是一项高、精、尖的复杂技术，做试管婴儿不仅花费高昂，而且部分患者在做试管婴儿的过程中可能会出现不良反应和并发症，从而给自身带来更大的痛苦。另外，试管婴儿很难保证一次成功，因此输卵管性不孕患者，可以考虑在其他治疗方式都失败的情况下再做试管婴儿。

盲目用药物治疗输卵管不通

当输卵管不通患者没有找到致病原因时，不少人会选择"活血化瘀或消炎"的药物治疗。输卵管炎、盆腔炎可以由多种病原微生物引起，如化脓性细菌、淋病、结核等，但他们造成的后遗症，都是粘连所致不通或输卵管病变所致堵塞性不通。这时，想治好输卵管不通建议采用手术治疗。

那么对于输卵管性不孕患者一般采用哪些手术治疗方式呢？

输卵管整形术： 进行输卵管整形手术有三个成功的先决条件：选择适当的患者、手术前进行输卵管造影、宫腹腔镜检查。输卵管阻塞手术是否成功取决于阻塞部分的病理变化与手术的方法和技术，这种治疗方法能恢复盆腔器官的解剖结构，去除输卵管病变，实现输卵管重建，但术中根据输卵管病变严重程度，也有切除病变输卵管的可能。该手术适用于那些生殖器官良好，同时有关妊娠的其他条件如排卵正

第四章 | 不孕不育的西医疗法

常、爱人精液正常,能取得满意的治疗效果,再次妊娠。手术后再次妊娠要警惕宫外孕的发生。

胚胎移植手术:该手术主要用于输卵管性不孕,如输卵管阻塞严重不宜做整形术和输卵管切除治疗。胚胎移植手术将促排后的卵通过穿刺取出,在体外处理后与经过处理的精子混合在一起受精,待受精卵发育到一定时期后将其移入宫腔内。这就避开了病变的输卵管而另辟了一条途径,达到了生育目的。

经宫腔通液术:在月经干净后3～7天进行输卵管通液术,用地塞米松5毫克、庆大霉素8万U,加入20毫升生理盐水中,缓慢注入宫腔,以减轻局部充血水肿、抑制纤维组织形成,达到溶解或软化粘连的目的。

健康小贴士

治疗输卵管性不孕,患者一定不要盲目就医。治疗不孕不育,一定要到专业的正规医院,以免浪费人力、物力、财力,并延误病情。

卵巢性不孕的西医疗法

卵巢性不孕是指由卵巢病变造成的不孕，卵巢因素引起的不孕占不孕症的 15%～25%。卵巢性不孕是由多种因素引起的，如卵巢功能早衰、先天性无卵巢或幼稚型卵巢、卵泡膜细胞瘤、多囊卵巢、睾丸母细胞瘤等都可以影响卵巢激素分泌及排卵。另外，一些全身性疾病如重度的营养不良，或饮食中缺乏某些重要的营养因素，也会影响卵巢功能而导致不孕。

伴随着就业竞争的加剧，不少职场女性的压力越来越大，变得紧张焦虑，或者长期处在抑郁、忧虑和恐惧不安的精神状态中，导致卵巢不再排卵，月经开始紊乱甚至闭经，这也可造成不孕。卵巢性不孕的原因及治疗方法主要有以下几种。

卵巢肿瘤

卵巢肿瘤是造成卵巢性不孕的一个重要因素。分泌雌激素过多的多发性卵泡囊肿会引起持续性的无排卵。卵巢的实质肿瘤如分泌女性激素的颗粒细胞瘤、卵囊膜细胞瘤、各种分泌激素的肿瘤，表现女性男性化的肿瘤如卵巢支持 - 间质细胞瘤、门细胞瘤都与女性不孕有关。除有恶变倾向的卵巢肿瘤外，在切除肿瘤时应尽可能保留正常的卵巢组织。

第四章 | 不孕不育的西医疗法

多囊卵巢综合征

多囊卵巢综合征以不规律月经、持续性无排卵、高雄激素血症和胰岛素抵抗为重要特征的一种多病因、临床表现呈多态性的内分泌综合征。该病在治疗上首选药物治疗,也可以采用卵巢楔形切除和腹腔镜下卵巢打孔术。肥胖型多囊卵巢综合征患者应控制饮食和增加运动以降低体重和缩小腰围,可增加胰岛素敏感性,降低胰岛素、睾酮水平,从而恢复排卵及生育功能。

卵巢子宫内膜异位

在卵巢子宫内膜异位导致的不孕中,主要是病灶侵犯卵巢所致,可以采用保守手术进行治疗。手术应在保留正常的卵巢组织的情况下,尽量切除可见的病灶,也可以在腹腔镜下电灼比较小的病灶,同时还能松解盆腔内的粘连。

卵巢炎

卵巢炎分为非实质性与结核性的卵巢实质炎、周围炎,对于炎症主要以药物抗炎治疗为主。对周围有纤维粘连的炎症,可以考虑采用剖腹手术或腹腔镜下粘连分解术。但结核性引起的卵巢炎症,除形成寒性脓肿外,其他不建议采用剖腹手术或腹腔镜下粘连分解术。

卵巢位置异常

卵巢下垂会造成输卵管伞端与卵巢解剖位置改变，影响卵子正常进入输卵管。患者可以采用卵巢固有韧带缩短术，将卵巢系膜缩短或固定于子宫后壁。粘连性的卵巢位置异常多由子宫内膜异位和盆腔炎症所致，这些都可造成不孕，患者可以考虑采用腹腔镜下分解粘连术进行治疗。

健康小贴士

预防卵巢性不孕，女性平时可以经常食用一些植物性食物，如谷类、小麦、黑米等。用红豆、黑豆、大豆每天打豆浆喝，是非常安全的一种补充植物性雌激素的方式；女性还应常喝鲜奶，预防因卵巢功能下降引起的骨质疏松；加强体育锻炼，瑜伽、游泳被认为是释放身心压力，保养卵巢及增加骨密度的重要方式；在日常饮食中，要减少摄入酒精、盐和咖啡，降低骨质疏松的发病率。

第四章｜不孕不育的西医疗法

射精障碍性不育的治疗

作为一种常见的男性性功能障碍，射精障碍包括早泄，不能射精或者逆行射精。射精障碍不但给夫妻生活蒙上了一层阴影，而且也会导致不育症的发生。因此，有效治疗射精障碍也可以防止不孕症的发生。

早泄的治疗

心理治疗：建立信心是治疗的先决条件，夫妻双方需要理解与协作，懂得重建射精条件反射的可能性，消除患者的忧虑心理。

药物治疗：用1%的地卡因或2%利多卡因类表面麻醉剂在性交前10分钟涂于阴茎头处，降低阴茎头的敏感性。服用镇静剂鲁米那、异丙嗪提高射精中枢阈值。

不射精的治疗

心理治疗：通过对大部分功能性不射精患者讲解性知识，消除错误观念及不良影响后并辅以性行为指导，往往能取得立竿见影的效果。

电刺激和电震动疗法：一般有五成以上的功能性患者用此疗法可

以一次性治愈，绝大部分患者经多次重复治疗也可以恢复正常。电刺激治疗不射精症的成功率为61%。

药物治疗：在性交前1小时服用作用于α受体和β受体的药物麻黄素有助于射精功能的恢复。

其他方法：内分泌失调或药物导致的射精障碍，可以通过适当补充激素或停服影响射精类药物来治疗。射精管梗阻可以通过内腔镜切开射精管口。

逆行射精的治疗

药物治疗：这种治疗只有在膀胱颈结构完整且有活动功能时才会有效果。对于糖尿病或自主神经病变患者，药物可以增强其刺激，促使膀胱颈关闭；而对于先天性宽膀胱颈或膀胱颈切开术后的患者，药物效果不佳。这方面的药物有抗胆碱能类制剂如溴苯吡丙胺、去甲丙咪嗪、丙咪嗪，抗组胺药物以及麻黄素等。

手术治疗：各种原因导致的膀胱颈过宽而发生的逆行射精，可以采用膀胱颈重建术，增加膀胱颈阻力，使精液能够顺行从尿道口射出。

姑息性治疗：一些患者治疗的目的是生育问题，因此可以通过膀胱内加入缓冲液，降低膀胱内尿液的酸碱度和对精子的破坏作用，取出含有精液的尿液标本，经过离心处理后进行人工授精。

第四章 | 不孕不育的西医疗法

健康小贴士

患者平时要多了解一些性健康的知识,有助于消除性紧张和性羞怯心理,树立正确的性观念,必要时还可以请医生给予指导。正常的性生活能够使夫妻关系愉悦,增进双方的感情,但性生活频繁或长期手淫,会造成射精中枢受到过分刺激而疲劳衰竭,造成射精困难。患者要注重加强体育锻炼,还要避免服用对性功能有损害、会导致不射精的药物,如奋乃静、呱乙啶、吩噻类药等。

精子异常引起的不育

生活方式改变

不育男性应采取健康的生活方式,增加身体活动并避免吸烟、过量饮酒和肥胖,可以有助于改善精子生成。

雄激素

对于性腺功能减退的成年男性可采用睾酮治疗。雄激素可以通过抑制垂体促进性腺激素的分泌,从而影响曲细精管的精子发生。常用的有庚酸睾酮 100～200mg,两周一次肌内注射。它的优点是避免了每日用药。缺点是存在血清睾酮浓度的波动,这会导致患者的精力、情绪和性欲产生波动。不良反应有阴茎持续勃起、乳房增生、前列腺增生以及肝功能损害等,用药时应注意随访监护。

抗雌激素药物

这方面多采用枸橼酸治疗,目前研究数据并不支持氯米芬用于治疗男性不育。也有研究应用芳香化酶抑制剂如来曲唑治疗男性不育,来曲唑能抑制雌激素的合成,弥补他莫昔芬的不足。

第四章 | 不孕不育的西医疗法

人绒毛膜促性腺激素

对于特发性少精症，人绒毛膜促性腺激素的临床应用剂量不一。近年来许多学者主张人绒毛膜促性腺激素与人绝经期促性腺激素联合应用，可以起到协同作用。人绒毛膜促性腺激素可用 2500～5000U，人绝经期促性腺激素常用 75U，每周 2 次肌内注射。

促性腺激素释放激素

促性腺激素释放激素是一种由 10 种氨基酸组成的十肽激素，可以调节垂体释放卵泡刺激素和促间质细胞激素，能够人工合成。可以分为肌内注射、静脉注射和鼻内给药。有人认为，对于特发性少精症可每天平均用促性腺激素释放激素 250ug，至少用药 3 个月，能够提高生育能力。

阴囊降温

用有制冷装置的阴囊托，通过控制蒸发来降低阴囊温度，从而改善精子的生成。

甲基黄嘌呤类药物

甲基黄嘌呤类药物可以通过抑制环核苷酸磷酸二酯酶的作用，增加腺嘌呤核糖核苷酸数量，从而增加精子活力。

抗生素治疗

由于生殖管道慢性感染引起的精子质量异常,可以应用抗生素治疗来提高精子的数量与活力。

手术治疗

隐睾症、睾丸移植、精索静脉曲张等手术可以提高睾丸的生精能力,如用手术治疗输精道梗阻导致的不育可以恢复管道的通畅。

> **健康小贴士**
>
> 无精子症是指经过多次的精液常规检查都没有发现精子,这种疾病约占生育期男性人群的1%,在男性不育患者中有8.3%～30%是由无精子所致。无精子症分为真假两种,真无精子症又称"先天性无精子症",是由于睾丸生精细胞萎缩退化,不能产生精子;而假无精子症又称阻塞性无精子症,是指睾丸能产生精子但由于输精管阻塞,精子不能排出。无精子症在临床上并不多见,但患者基本或完全丧失了生育能力。

第四章 | 不孕不育的西医疗法

生殖器异常引起的不育

由于精子和生殖泌尿系统异常等原因造成的男性不育是最常见的，然而还有一类男性不育应该引起人们的注意，那就是生殖器异常所引起的不育。生殖器异常不育一般包括鞘膜积液、先天性小阴茎、阴茎硬结症和尿道下裂这些典型症状。这些症状一般比较容易确诊，然后再采取措施有针对性地进行治疗。

目前，由于医学技术的进步，手术方法也在不断改进，对男性生殖器异常导致的男性不育的治疗已经有了质的飞跃，可以大大减轻患者的生理和心理创伤。

鞘膜积液

鞘膜是包被睾丸和附睾的浆膜，分为壁层和脏层，二者之间的腔隙为鞘膜腔，内含少量浆液。如病变导致腔内浆液增多，可形成鞘膜积液。而鞘膜内长期积液，会造成内压增高，使睾丸缺血，睾丸生精功能不良，导致男性不育。鞘膜积液的治疗方法可以分为保守疗法、穿刺注射疗法、手术疗法，医生会根据患者的年龄、身体状况、积液量多少、症状轻重、有无并发症及病因分类选择最适合的方法。

保守疗法。原发性的鞘膜积液一般积液量少，囊内张力低，病程短，无睾丸萎缩及男性不育者不需要治疗。对于急性炎症性积液和外伤性积液，以治疗原发病为主，局部可以采用热敷、理疗等促进吸收，不能吸收者再做后期处理。

穿刺注射疗法。即抽吸联合囊内灌注法，通过药物刺激使鞘膜脏层和壁层粘连而抑制鞘膜过度渗出或闭塞鞘膜腔来达到治疗的目的，常见的药物有5%的鱼肝油酸钠、95%的乙醇、四环素等。该疗法的主要适应证有：

（1）积液量较少，囊壁薄的原发性鞘膜积液；

（2）近一年内无发作史的炎症性鞘膜积液；

（3）丝虫病性鞘膜积液；

（4）年老体弱者以及不能耐受手术或不愿意接受手术者。

该疗法的禁忌证为疝型、交通性鞘膜积液、梅毒、结核、肿瘤引起的鞘膜积液及鞘膜血肿。

该疗法一般每隔1～2周注射一次，优点是操作简单、痛苦小和花费少，缺点是复发率较高，且伴有发热、药物过敏、局部红肿、急性精索炎及睾丸炎等并发症。注射前一定要明确患者积液的原因，严格进行无菌操作，注射后严密观察。

手术疗法。手术疗法适用于各种类型的鞘膜积液，治愈率高。手术中可直视检查鞘膜及阴囊内器官，必要时做快速组织学检查。

（1）交通性鞘膜积液。与腹股沟斜疝手术的方法相似，除切除鞘膜外，还要在腹股沟内环处结扎与腹腔沟通的鞘状突管，并做高位悬吊。

（2）鞘膜部分切除术。该手术适用于较小的精索鞘膜积液、中老年人较大的鞘膜积液以及鞘膜周围粘连严重不宜大面积分离的患者。

第四章 | 不孕不育的西医疗法

手术中切除囊肿前壁鞘膜后,还要将鞘膜切开缘与内膜层致密缝合,防止出血和粘连复发。

(3)鞘膜翻转术。将较大的鞘膜积液大部分鞘膜切除后,翻转至睾丸和精索的后方,鞘膜浆膜面朝外予以缝合。缝合精索部鞘膜时不能过紧,以免阻碍血液循环发生睾丸萎缩。

(4)鞘膜切除术。这是一种比较常见的手术,它适用于精索鞘膜积液。手术会将积液部鞘膜仔细与精索分离,完整切除,手术治疗效果值得肯定,并发症也很低。手术中要严格止血,仔细分离,保护睾丸和精索。如果手术中出现其他病变应予以适当处理。

先天性小阴茎

小阴茎是指阴茎拉伸长度低于相同年龄或相同发育人群平均值2.5个标准差以上,且无女性化特征及尿道下裂的先天性疾病。正常的男性新生儿阴茎长度平均为3.75cm,而小阴茎多不足1cm。进入青春期后,男性的小阴茎呈儿童型,阴茎勃起无力或不能勃起,绝大部分不能性交进而导致男性不育。

雄激素缺乏是小阴茎的主要病因,合理使用雄激素可以得到较好的疗效,且年龄越小治疗效果越好。药物剂量也应根据患者对药物的敏感程度而定,一般为丙酸睾丸酮1～2mg/kg,每周1～2次,3个月为一个疗程。治疗过程中可以通过测定血浆和尿中睾丸酮含量以调整药量。用药期间阴茎可见明显增长,但停药后仍可缩小,如果长期大量使用雄激素可能使患儿性早熟和骨骺早期愈合。因此,合理、适时地使用药物，按时随访观察很重要。

手术治疗适用于那些已确诊为小阴茎的患儿，可采用阴茎延长整形术，使阴茎获得最大的长度。

阴茎硬结症

阴茎硬结症是指阴茎有疼痛、硬结、痛性勃起及勃起时阴茎向患侧弯曲，影响性生活并导致男性不育。触诊时硬结界限清晰，椭圆形或条索状，常常在阴茎背侧中线靠根部处，少数也会出现在远端或侧方。

该病的治疗方法有很多，但大部分难以收到满意的效果。保守疗法有透热法、离子透入法、小剂量 X 线、镭放射等。

目前也出现了外科疗法治疗阴茎硬结症的案例，切除斑块后通过填充脂肪组织或假器，或者通过腹部皮肤移植。但应注意的是，手术会造成新生瘢痕，因此手术治疗只适用于那些病变严重，保守疗法失败，不能完成性生活或有重度钙化的患者。

尿道下裂

该病证是男性泌尿生殖系最常见的先天畸形，发病率为 1/300。另外，此病还有隐性遗传，如果夫妻生下一个患此病的孩子，则其他将出生的孩子会有 1/10 的发病概率。当尿道皱襞形成管形发生障碍时就会导致尿道下裂，严重者阴茎呈腹侧屈曲畸形，此种畸形在勃起时会

第四章 | 不孕不育的西医疗法

更严重，难以将精液射入阴道内，从而导致男性不育。

手术治疗方法有很多种，治疗的目的就是让阴茎"抬头"竖直，重建缺损段的尿道。治疗分两个阶段：第一阶段为阴茎下曲矫正术，第二阶段完成尿道成形术。

> **健康小贴士**
>
> 生殖器异常的注意事项：不要穿紧身牛仔裤，牛仔裤不但会压迫男性生殖器官，影响睾丸的正常发育，还因不透气、不散热从而不利于精子的生成；不要久骑自行车，骑车时人的重心向前倾，会阴部、睾丸、前列腺紧贴在坐垫上，长时间挤压会引起水肿、缺血、发炎等，从而影响精子的生成以及前列腺液、精液的正常分泌，进而导致不育。

免疫学因素导致的不孕不育

免疫性不孕是因为生殖系统抗原的自身免疫或同种免疫而造成的不孕症。有时免疫反应是引起不孕症的原发因素，有时是继发于其他疾病，如男性生殖系统炎症可诱发抗精子的免疫反应，如此反复循环可加重不孕症。

免疫性不孕最常用的治疗方式有以下几种。

药物疗法

患有免疫性不孕证的患者，可以在医生指导下使用醋酸泼尼松片、地塞半松片等糖皮质激素进行治疗。可以减轻免疫反应，调节免疫功能。同时患者还可以遵医嘱使用环磷酰胺、羟氯喹等免疫抑制剂治疗。

屏障法

屏障法是通过使用安全套阻断精子和卵子的结合。对于抗体阳性者每次性交都可能是一次加强免疫。使用避孕套可以减少女性体内淋巴细胞与精子及其抗原接触的机会，使用时间长短要根据抗体滴度而定。

第四章 | 不孕不育的西医疗法

辅助生殖技术

辅助生殖技术将精子和卵子在体外培养，然后将发育到卵裂球或囊胚期的胚胎移植到宫腔内。或采取人工授精的方法，也就是将精子通过非性交的方式注入女性生殖道内。

免疫性因素是导致不孕症的一个重要原因，有些患者可能单纯是由免疫因素所致，有些则是其他因素共同参与形成，因此需要更深入地研究，从中找到治疗的方法。

> **健康小贴士**
>
> 免疫性不孕的诊断要点如下：通过临床检查排除双方其他因素；精子、宫颈黏液接触实验，排卵前镜下看见宫颈黏液接触面的精子不活动、"颤抖"或活动迟缓；血清或宫颈黏液抗精子抗体阳性或抗卵透明带抗体阳性。

摆脱生育力困惑

夫妻生活失调

夫妻性生活处理不当，不但会影响生活质量，甚至会造成不孕不育；相反，如果合理地安排好性生活，则可以提高不孕不育夫妇怀孕的概率。

性生活习惯

由于性知识贫乏，一些人会选择在经期同房，他们错误地认为经期同房可以提高怀孕率。其实，经期同房会刺激机体产生抗精子抗体，引起免疫性不育。严重者会造成细菌上行感染，导致输卵管阻塞而导致不孕。

有些夫妇为了预防尿路感染，养成了性交后立即起床小便的习惯，从卫生角度来看，这种做法无可厚非。但是对于不育夫妇来说，长期如此未必妥当，这样会导致精液大量溢出。

性生活过频

广州的一家康复中心的调查报告显示，到此就医的不育症患者大约70%有性交过频史，特别是新婚夫妇每天性交1～2次，持续1～3个月的情况也很普遍。其中有部分不孕不育夫妇直到求诊，仍然保持

第四章 | 不孕不育的西医疗法

着性交过频的习惯。

正常男性性交时，会射出 2～6 毫升的精液，其中含有 3000 万个以上的精子，其中 70% 的精子有正常的活动能力，但只有 1%～5% 到达子宫腔，最后仅有一个精子与卵子结合成为受精卵。这说明精子的淘汰率非常高。如果夫妻性交过频，会造成精子供不应求，质量也差，进而影响受精。

性高潮

夫妻性生活出现性高潮时会增加受孕的概率，这是因为女性在性高潮时子宫内会出现正压，而高潮之后急剧下降为负压，精子容易向内游入宫腔；性高潮会导致子宫位置升起，使宫颈口与精液池的距离更近，有利于精子向内游入。阴道在正常情况下 pH 为 4～5，呈酸性，不利于精子的生存活动。性兴奋时，阴道液增多，pH 相应升高，更适合精子的活动。因此，夫妇双方学习一些性生理、性心理知识，促进女方性高潮的到来，一方面可以提高性生活的质量，另一方面对于提高生育概率也大有裨益。

选择性生活时机

在排卵期性交可以提高受孕率。如月经周期为 28 天的，在月经来临那天开始计算到第 14 天为排卵日，月经周期不足 28 天的，计算方法也可以相应改变，即下次月经前的 14 天是排卵期。每个月经周期一般只排一次卵子，卵子的存活时间为 24～48 小时，每个卵子的质量不同，存活时间也不同。精子可以在女性体内存活 3～5 天，因环境而异，由此可以推算排卵日的前两天，在排卵日当天及排卵日后一天各同房一次，受孕的概率就比较大。

有些两地分居的夫妻经常过"星期六式"性生活，长期如此很难会碰到排卵期。遇到这种情况女方应该预测排卵期，更改探亲时间，才能提高怀孕的概率。

健康小贴士

夫妻间的不洁性生活也可能会导致不孕不育。不洁性生活是指同房的一方患有可以通过性生活传播的疾病或带有这类的病原体。这时患者的唾液、精液或分泌物中的病原体趁亲吻、抚摸、拥抱，特别是性交时，从破损甚至完整的黏膜皮肤直接侵入人体。其中性放纵、性乱、婚外性关系都属于不正当性接触，而由于不正当性接触双方都互不了解对方的健康状况，很容易导致不洁性生活。

第四章 | 不孕不育的西医疗法

不孕不育患者的用药禁忌

不孕不育患者用药时一定要在专业医生的建议下使用，不要胡乱用药，否则会有很大的隐患。

由于药物原因导致的不孕称为药源性不孕症，接下来我们就介绍一下究竟有哪些药物会引起不孕不育。

治疗高血压药

利血平是治疗高血压的常见药物，它可以使组织中的儿茶酚胺耗竭而产生镇静作用，从而间接降低性欲。长期使用这种抗高血压药会影响丘脑下部的垂体功能，从而抑制精子的产生。

麻醉和镇痛药

杜冷丁、吗啡、海洛因等药物会干扰下丘脑垂体系统的调节过程，使阴茎不能勃起，以致不能完成性交全过程，造成射精障碍，引起不育。

磺胺类药物

磺胺类药物中的复方新诺明常用于治疗扁桃体炎、呼吸道感染、尿路感染等，其在生育方面的不良反应是抑制睾丸功能，使精子的活动能力明显下降，精子数量也大大减少。柳氮磺吡啶是治疗溃疡性结肠炎的药物，它也能导致精液缺乏，精子异常，同时伴有精子数量减少，精子活力降低进而导致不育。

抗生素

使用抗生素如呋喃西林及其衍生物会抑制睾丸细胞中碳水化合物的氧耗和代谢，使生精细胞中的二十二碳六烯酸浓度下降，造成精子数量减少，最终导致不育。另外，大环内酯类药物如麦迪霉素、红霉素、螺旋霉素会杀死或杀伤精子，也会使存活的精子的活动力明显下降。

西咪替丁

此药常用于治疗十二指肠溃疡，长期大量使用会引起精子数量减少进而导致不育。有报道称每日口服1200毫克，9周后精子的数量会减少43%。

激素类药物

长期应用类固醇激素会抑制男性下丘脑—垂体—睾丸轴功能，造成睾丸萎缩、精子生成减少等引起不育。雌激素药物的使用会使男性出现射精延迟、不能射精和阳痿，即使能射精也只是很少量的精液。

第四章 | 不孕不育的西医疗法

应用肾上腺皮质激素可以使女性产生月经不调、闭经，应用雄性激素会使女性出现月经延迟、性欲亢进和男性化等。

镇静安眠药

长期使用或滥用镇静安眠药会使男性出现性欲低下、阳痿或性高潮丧失，会使女性出现排卵障碍和月经失调。氯丙嗪可以抑制促性腺激素的分泌，导致雌激素和睾酮分泌减少。

不孕不育患者应遵循科学的方法，不要盲目用药，需要先确诊后治疗，根据不同的病因选择不同的措施。

为了避免用药给不孕不育患者带来危害，大家可以采取这样的预防措施：未生育前要慎做流产，因为首孕分娩可以预防免疫性血型不合所导致的习惯性流产；宫外孕要尽可能采用介入或内窥镜手术，最大限度地保留输卵管和生育功能；慎用超排卵药物。

> **健康小贴士**
>
> 不孕不育患者在采取了正确合理的治疗方案后，可能不会得到立竿见影的疗效，比如有些治疗会使用睾酮类药物、克罗米芬等，这时精子的数量可能会更少，而这大多数是正常现象。不能仅从一次的检查结果来判断效果，一定要注意坚持服用完一个疗程。

第五章

健康孕育从饮食开始

饮食中所含各种成分进入身体，接受身体的分解、吸收，并发挥更为深远的作用，成为滋养机体细胞、维持人体健康的重要因素。人类的孕育与身体内的激素分泌有着密切的联系，而某些食物中所含的营养成分可能会影响身体激素的分泌。因此，调整饮食、调理内分泌对健康孕育有着非常重要的作用。

健康孕育的饮食原则

当女性得知自己即将成为妈妈时，除了欣喜，会更加注意补充营养以保证胎儿在母体内吸收到足够的营养，但补充营养并不等于多吃、乱吃，准妈妈们不仅要选择合适的食物，还要进行合理的调配，特别是在计划怀孕的三个月前就要加强营养。

由于营养不足会导致女性卵细胞的质量受到影响，就无法保证怀孕时胎儿的质量，而且如果孕前及怀孕早期母体内叶酸的水平过低，胎儿的神经系统发育也有可能受到影响，进而增加脊柱裂儿或无脑儿的出生率，所以备孕前的营养补充就显得尤为重要。那么，健康的孕育应坚持怎样的饮食原则呢？

越早补充叶酸越好

很多女性都是在得知自己怀孕后才开始补充叶酸的，其实补充叶酸要提前，通常要在准备怀孕前3个月开始。因为叶酸对于早期胎儿脑部和脊髓的发育十分重要，能够预防脑部和脊髓缺陷的发生。而在补充叶酸时，除了服用叶酸增补剂外，还可以多吃一些富含叶酸的食物，如菠菜、生菜、芦笋、豆类、苹果、柑橘、橙子等。需提醒的是，除了女性要补充叶酸，男性也要多吃这些食物来补充叶酸。

主食要杂，不能单一

主食搭配不能单一，要选择中等加工程度的米、面，不要太精，要粗细搭配，米面、杂粮、干豆类掺杂食用，这样才能获得全面的营养，并能提高食物蛋白质的营养价值。

多吃绿叶蔬菜

饮食中要增加绿叶蔬菜的比例，要让绿叶蔬菜占到总饮食的2/3，但选择时要尽量避免被污染过的蔬菜，应选用新鲜、天然的食品，食用前要充分清洗干净，以避免农药污染，避免食用含食品添加剂、色素、防腐剂等物质的食品。

荤素搭配要适当

在饮食上还要做到荤素均衡搭配，要适量吃一些热量高的食物以保证充足的热能、维持合理及稳定的体重。另外，适当吃荤菜还能保证脂肪的摄入，而脂肪所含的必需脂肪酸是构成机体细胞组织不可缺少的物质，特别是增加优质脂肪的摄入对怀孕大有裨益。

不挑食不偏食，不吃刺激性食物，最好不要吃奇怪或少见的及加工过度的食物。即使保证了孕前营养，也不能掉以轻心。怀孕期间，准妈妈的营养需求比平时要高很多，到了怀孕中后期，胎儿发育迅速，需求量就会更大，这时必须要摄取高于平时的热量、蛋白质、钙、铁及各种维生素和微量元素。如果这时准妈妈营养不足，就会严重损害其身体健康，还可能使准妈妈出现较严重的妊娠反应及骨质过度流失等情况。所以，孕期的准妈妈们更要注意营养的均衡摄入，以保证准妈妈和胎儿都能安全度过40周。

除了以上这些孕前及孕中都要注意的饮食事项，孕中的准妈妈还要注意以下几个方面。

多吃蛋类

蛋类中所含的蛋白质是已知天然食物中最优质的蛋白质，而且蛋黄中还含有丰富的钙、铁、维生素 B_1 和维生素 B_2 等多种营养素，是孕期准妈妈最理想的食物。

多吃鱼类

鱼类是补充蛋白质的上品，而且鱼肉纤维细嫩，含有丰富的维生素 B_2、锌及硒。深海鱼类的脂肪中还含有丰富的DHA（二十二碳六烯酸），对胎儿的脑和神经发育非常有益。

适当吃些动物肝脏

畜、禽的肝脏含有丰富的维生素A和铁，孕中期和孕晚期的准妈妈应适量食用来补充微量元素。

第五章 | 健康孕育从饮食开始

每日食用奶类制品

奶类中的脂肪熔点低、颗粒细小，含钙丰富，易于消化吸收。其主要成分酪蛋白为含磷复合蛋白，具有足够的必需氨基酸，也是一种完全蛋白质，而且奶类几乎含有一切已知的维生素，维生素 A 和维生素 B_2 含量更是非常丰富，建议准妈妈们每日食用 250 克左右。

适当食用大豆类食品

大豆蛋白质中除含蛋氨酸之外，还含有丰富的赖氨酸，与谷类同时食用可提高谷类蛋白质的营养价值。大豆脂肪中含有丰富的亚油酸，可防止准妈妈血脂升高。除蛋白质和脂肪外，豆类食品还含有丰富的微量元素如钙、铁、维生素 B_1 和维生素 B_2，建议准妈妈们每日应食用 100 克左右。

健康小贴士

准妈妈们一般可采用每日三餐的方式，不要暴饮暴食，两餐间隔以 4～6 小时为宜，三餐热量分配比例以早餐 30%，午餐 40%，晚餐 30% 为宜。早餐一定要吃，而且要吃得好而精，不能因为贪睡而将早餐和午餐并到一块吃；午餐要吃得饱而营养充足，口味可厚重、可清淡；晚餐要吃得清淡，量少，易消化。

另外，家中要尽量使用铁锅或不锈钢炊具做饭，避免使用铝制品及彩色搪瓷制品，以防止铝元素、铅元素对人体细胞造成伤害。

可以提高生育力的食物

我们平时所食用的某些食物，除了能提供给人体丰富的营养，保障我们的生命、生长、发育，还有增进生育力的作用。那么，这些食物都有哪些呢？

动物内脏：这类食物中约10%是肾上腺皮质激素和性激素，适当食用对增强性功能有一定作用。

滑黏食物：鳝鱼、海参、墨鱼、章鱼、木松鱼、芝麻、花生仁、核桃等食物富含精氨酸，而精氨酸是精子形成的必需成分，能够增强精子的活动能力，维持男子生殖系统的正常功能。

富含维生素E的食物：严重缺乏维生素E会导致阴茎功能退化和萎缩、性激素分泌减少并丧失生殖能力，要预防并改善这种状况可常吃富含维生素E的食物，如麦芽油、坚果、小麦、小米和芦笋等。

富含蛋白质的食物：鸡蛋是这类食物的代表，蛋白质含量可达14.7%，而这些蛋白质中主要为卵蛋白和卵球蛋白，包括人体必需的八种氨基酸，与人体蛋白质组成相近，可以增强元气，是性爱必不可少的一种营养物质。而且，它在体内还可转化为精氨酸，提高男性精子质量，增强精子活力。

富含黄酮的食物：精子以及卵子易受自由基的损伤，而这类食物可以对精子、卵子起到保护作用，提高精子及卵子的质量。这类食物包括蓝莓、山莓、浆果、葡萄、橙子、桃子、李子、番茄等。

第五章 | 健康孕育从饮食开始

富含锌的食物：人体内的锌对提高精子数目以及精子质量有重要作用。植物性食物中含锌量比较高的有豆类、花生、小米、萝卜、大白菜等；动物性食物中，牡蛎含锌最为丰富，牛肉、鸡肝、蛋类、羊排、猪肉等含锌也较多。

富含色氨酸及酪氨酸的食物：色氨酸和酪氨酸可以促进女性激素的分泌，使受精卵更易着床于子宫内膜。木瓜、大枣、香蕉、螺旋藻、胡萝卜、杏干、番薯、葵花子及杏仁等食物中的色氨酸含量较多，瘦肉、火鸡肉、鳕鱼、花鲈鱼、沙丁鱼、蟹、豆类以及燕麦等食物中的酪氨酸含量较多。

饮食对男性的性健康也有举足轻重的作用，常吃以下几种食物能让男性保持良好的性欲和性能力。

韭菜：中医认为，韭菜有补肝、肾，暖腰膝，壮阳固精之效。韭菜籽为激性剂，能固精、助阳、补肾，适用于阳痿、遗精等疾患。

大葱：现代医学研究表明，大葱的营养十分丰富，而且能良性刺激性欲，它含的各种植物激素及维生素能保证人体激素分泌正常，从而起到壮阳补阴的作用。

人参：其所富含的植物性激素可提升醛固酮的含量，并增加精子的制造量和性活动频率，从而增强男性的性能力。但人参是大补之品，不宜多补，应在医生指导下服用。

当归：其含有的天然植物性激素可缓解因内分泌失调引起的症状，还能补血，让男性保持气血顺畅。

蜂蜜：其含有的生殖腺内分泌素能使性腺活跃，长期坚持服用可使因体弱、年高而性功能减退的情况得到改善。

摆脱 生育力困惑

巧克力：其含有的PEA（苯基乙胺）的化学物质有兴奋作用，能减轻压力、稳定神经并有助开放感官，让人们更期待两性之乐。

鱼类：鱼肉中含有的磷和锌等元素，对男女性功能保健十分重要，是滋养性欲的理想食品。

泥鳅：能补中益气、养肾生精，可调节性功能，其含有的一种特殊蛋白质还能促进精子形成。

海产品：体内缺锌会使男性精子数量减少且质量下降，并伴有严重的性功能和生殖功能减退症状，而女性则会出现体重下降、性交困难等症状，而海产品中含有丰富的磷、碘和锌等，常吃可补充体内微量元素。若不能经常吃海鲜，也可吃些海带、紫菜、裙带菜等海藻类食物。

第五章 健康孕育从饮食开始

女性不孕食疗方

女性不孕在中医上分为先天性生理缺陷不孕和病理性不孕，而食疗方法对于先天性生理缺陷不孕是没有疗效的。病理性不孕又分为肝郁不孕、痰湿不孕和肾虚不孕，对于这三种不孕，食疗可以在一定程度上缓解病情。

肝郁不孕

其临床表现为：女性经期不定，经常提前或延后，行经时小腹疼痛，经量少而且颜色黯淡，有小血块，行经前乳房胀痛，还伴有精神抑郁，烦躁易怒。肝郁不孕患者可以采用的食疗方有：

玫瑰花糖茶：玫瑰花5克，白砂糖10克。把茉莉花、白砂糖放入杯中，用沸水冲泡15～30分钟即成，渴即饮，当茶喝。

痰湿不孕

其临床表现为：患者多形体肥胖，经期常延后，经量多，经血黏稠，伴有头晕心慌、胸闷恶心等症状。痰湿不孕患者可采用的食疗方有：

海带薏米蛋汤：海带、薏米各50克，鸡蛋1个，盐、胡椒粉、味精各适量。海带洗净后切成条，薏米洗净，两者一起放入高压锅内炖至熟烂后备用。锅置旺火上，放油将打匀的鸡蛋炒熟，再加入熟烂的海带、薏米，加盐、胡椒粉、味精适量调味即成。

薏米扁豆粥：薏米 30 克，炒扁豆 15 克，山楂 15 克，红糖适量。薏米、扁豆、山楂洗净后，入砂锅中加水同煮成粥，熟后加入红糖即可。

莱菔粥：莱菔子 15 克，大米 50 克，白砂糖少许。把大米淘净，煮粥，待粥将成前，放入莱菔子，煮至成粥，放入白砂糖，搅匀即成。本品可作主食，每日 1 次。

肾虚不孕

其临床表现为：经期正常，但患者月经后期经量少且颜色变淡，气色不好，伴有腰酸腿软，性冷淡，小便清长，大便不实。肾虚不孕患者可采用的食疗方有：

海参粥：海参 15 克，大米 60 克，葱末、姜末、盐各适量。海参用温水泡发后，洗净、切成小块，大米淘净，入锅，加入海参、葱末、姜末、盐及水，熬煮成粥即可。该方适用于肾阴虚者。

虫草全鸡：冬虫夏草 10 克，老母鸡 1 只，姜、葱、胡椒粉、盐、黄酒、味精各适量。老母鸡杀好、洗净，鸡头劈开后放入虫草 10 枚扎紧，余下的虫草与葱、姜同入鸡腹中，把鸡放入罐内，再注入清汤，加盐、胡椒粉、黄酒，上笼蒸 90 分钟，出笼后去姜、葱，加味精调味即可。该方适用于肾阳虚者。

第五章 健康孕育从饮食开始

男性不育食疗方

肾精亏虚型

患者的临床表现为：婚后久不生育，阳痿、遗精、早泄、精子数量少、精子活动能力弱，患者通常还会感到头晕、疲倦、腰腿酸痛。这类患者可选用下面的食疗方。

归地烧羊肉：羊肉 500 克，当归 15 克，生地 15 克，干姜、食用油、酱油、精盐、白砂糖、黄酒各适量。将羊肉切块洗净，入沸水焯一下，待羊肉色变白时捞起；起油锅，烧至七八成热，放入羊肉煸炒 5 分钟；把煸炒过的羊肉放在砂锅内，加入当归、生地、干姜、酱油、精盐、白砂糖、黄酒及适量清水，用小火煨炖至羊肉熟烂即可。

核桃五味子蜜糊：核桃仁 8 个，五味子 5 克，蜂蜜适量，洗净共捣成糊状即可食用。

虫草炖乳鸽：冬虫夏草 12 枚，活乳鸽 2 只，淮山药 50 克，红枣 50 克，生姜、精盐各适量。在盛乳鸽的盆内加入清水、冬虫夏草、淮山药块、红枣、姜片，加盖放入蒸笼内，用大火蒸 2～3 小时，取出加入精盐调味即可食用。

温补鹌鹑汤：鹌鹑 2 只，菟丝子 15 克，艾叶 30 克，川芎 10 克。鹌鹑洗净，菟丝子、艾叶、川芎用清水 1200 毫升煎至 400 毫升，去渣取汁；药汁与鹌鹑一同隔水炖熟即可。

摆脱生育力困惑

枸杞子炖鸽蛋： 枸杞子 15 克，龙眼肉 15 克，菟丝子 15 克，五味子 10 克，鸽蛋 4 枚，白砂糖适量。鸽蛋煮熟去壳，同枸杞子、龙眼肉、菟丝子、五味子共炖，加糖食用。每日 1 次。

枸杞黑豆糯米糊： 黑豆 30 克，绿豆 30 克，淮山药 60 克（切片），桑葚子 30 克，枸杞子 30 克，糯米粉适量。前 5 味加水适量煮熟，再加糯米粉煮沸搅匀即成。每天做一次，可分多次服用，5 天为 1 疗程。需持续服用。

肾阴亏虚型

患者的临床表现为：婚后不育，遗精、精子数量少、精子活力低、精液少，性欲减退，有时亢进，并伴有腰膝酸软、疲倦、浑身无力、头晕目眩等现象，还会感觉内心烦热、失眠多梦。这类患者可选用下面的食疗方。

淮山海参粥： 淮山药 30 克，海参 30 克，莲子 20 克，大米 60 克，冰糖适量，煮粥食用。每天 1 次。

枸杞海参粥： 海参 30 克，枸杞子 30 克，淮山药 30 克，糯米 100 克。将海参浸透、剖洗干净，切片煮烂；将糯米、淮山药、枸杞子煮成稀粥并与海参混合再煮片刻，调味食用，每天 1 次。

枸杞肉丁： 猪肉 250 克，枸杞子 15 克，番茄酱 50 克，白酒、盐、淀粉、白砂糖、白醋各适量。肉洗净后，切成小丁，用刀背拍松，加酒、盐、湿淀粉拌和，腌制 15 分钟后，滚上干淀粉，用六七成热的油略炸后捞出，待油热后复炸并捞出，油沸再炸至酥盛起，枸杞子磨成

第五章 | 健康孕育从饮食开始

浆调入番茄酱、白砂糖、白醋，成酸甜卤汁后倒入余油中炒浓后，投入肉丁拌匀即可。适用于肾阴虚者。

枸杞汁：新鲜枸杞子250克。将枸杞子洗净，用干净纱布包好，绞取汁液。每日2次，每次10～20毫升，适用于肝肾阴虚、肝气郁结。症见多年不孕、腰膝酸软、两胁胀满等。

黄精枸杞乌骨鸡汤：黄精15克，枸杞子10克，乌骨鸡250克，大枣5枚，黄酒、味精、盐各适量。把上述材料一起放入锅内，加清水适量，用大火煮沸后，再改用小火煲2小时，加入味精、盐调味即成。

甲鱼炖萸肉汤：甲鱼300克，山茱萸肉10克，淮山药15克，生姜5片，大枣3枚，女贞子10克。将上述材料一起放入炖盅内，加开水适量，加盖，隔水用小火炖2～3小时，加入味精、盐调味即可食用。

肾阳亏虚型

附味枸炖羊肾：取熟附片20克，羊肾4个，羊肉1000克，枸杞子15克，覆盆子10克，五味子5克，黄酒10毫升，姜片6克，葱花6克，食盐适量。把炖锅置于大火上，加水适量，放入羊肉、羊肾、熟附片、枸杞子和覆盆子、五味子药包，煮沸后撇去浮沫，用小火煨炖至羊肉酥烂，去掉药包，加入少许食盐调味，上桌时撒上葱花即成。

清炒虾仁：河虾仁500克，鸡蛋清2只，适量干淀粉、食用油及调料。洗净虾仁，用食盐拌匀，再加入蛋清，搅拌，加干淀粉，和匀。食用油烧至四成热时加入拌好的虾肉，熟前加入调料，出锅即可食用。

可温肾壮阳，适用于精子畸形率高、畏寒、四肢寒冷、面色发白、精神不振、腰酸腿软，小便清长、尿频的患者。

韭菜炒鲜虾仁：韭菜、鲜虾仁各150克，鸡蛋1个。先炒韭菜，再放入虾仁、鸡蛋，一天一次，10天为1疗程。适用于肾阳虚衰所致的精少不育者。

鹿鞭巴戟天汤：取鹿鞭1对，巴戟天、淫羊藿各15克。将这三种材料一起入锅共煮至鹿鞭烂熟，切碎。食鹿鞭并饮汤，每日1剂，连服数日。补肾气，健脾胃。适用于精子活动力差所致的不育症。

青虾炒韭菜：青虾250克，韭菜100克，调料适量。用植物油先炒青虾，虾快熟时加入调料，再加入切好的韭菜段煸炒，熟后即可食用。此菜可常食，对肾阳亏虚、命门火衰而致精弱者有辅助治疗作用，这类患者还伴有外阴及四肢寒冷、面色发白、精神不振、腰酸腿软等症状。

痰湿内阻型

这类患者大部分为形体肥胖者，主要表现为：婚后不育，阳痿、早泄、精子数量少、精子活力低或无射精，同时还可能伴有痰多想吐、胸闷恶心、眩晕、气短懒言、食少多寐。

淮山薏米萝卜粥：白萝卜1000克，薏米30克，淮山药20克，大米50克，萝卜煮熟绞汁，与薏米、淮山药、大米一起煮粥食用。

淮山大枣藕粉糊：淮山药60克（切片），大枣（去核）5枚，核桃仁3个，藕粉50克，前3味先煎熟，后加入藕粉煮沸搅匀即成，每

第五章 | 健康孕育从饮食开始

天1次。

羊腰汤：羊腰子1对，肉苁蓉12克，熟地、枸杞子各10克，巴戟天8克。将羊腰子洗净，切丁，与肉苁蓉、枸杞子、巴戟天一同入锅，加水适量炖60分钟至腰子熟烂即可。吃肉，饮汤。每日1次。

> **健康小贴士**
>
> 鱼子也是不育症患者的上好选择，但需注意吃鱼子时要细嚼慢咽，细听能听出轻微的吱吱声，细品卵黄美味。如果人们囫囵吞鱼子，而卵膜抗胃酸能力很强，常常完整排出，穿肠而过，既未能吸收营养，又易造成消化不良。鱼子不宜一次进食过多，以30～50克为宜，每周1～2次。

摆脱生育力困惑

可导致女性不孕的食物

有的女性身体健康,也无不良的生活习惯,虽然一直想要宝宝,但是"肚子却一直没有动静"。面对这种情况,这些女性有没有想过其实是自己生活中不小心吃了某种食物而导致自己一直不能怀孕的呢?想要当妈妈的你要当心下面这些食物,因为常吃这些食物有可能会导致女性不孕。

毛棉籽油

长期食用毛棉籽油,不仅会使人患日晒病,出现全身无力、少汗、皮肤灼热、潮红、心慌气短、头昏眼花、四肢麻木、食欲减退等症状,还会严重影响生殖系统的正常功能。成年男性服用毛棉籽油的提取物棉酚40天,每天60~70毫克,短期内精子就会被全部杀死,并逐渐从精液中消失;女子则可导致闭经或子宫萎缩。因此,育龄青年不要长期食用毛棉籽油。

酒

酒的主要成分是乙醇,能使身体里的儿茶酚胺浓度增高,血管痉挛,会导致女性月经不调、闭经、卵子生成变异、无性欲或停止排卵

第五章 | 健康孕育从饮食开始

等，不但影响女性受孕，还会造成乳房、外阴等性腺及器官萎缩，阴道分泌物减少，性交疼痛，对性生活淡漠，失去"性"趣。对男性来说，酒中的乙醇会使男性睾丸发育不全，甚至使睾丸萎缩，生精功能发生结构改变，睾丸酮等雄性激素分泌不足，甚至会使男性出现声音变细、乳房增大等女性化表现，也会导致男性不育，即使生育，下一代发生畸形的可能性也较大。

健康小贴士

不少人喜欢吃猪肉脯、牛肉干等，因为其味道鲜美、香辣诱人，让人看着就垂涎欲滴。但这类食物之所以美味主要是因为在制作过程中添加了如固化剂、抗结剂、染色剂等含铝添加剂。而对生育期的女性来讲，铝元素超标会导致胎儿发育异常。生育期的男性体内铝元素超标也会导致成熟精子的数量和质量下降，严重影响其生育力。因此，为了能顺利生下一个健康的宝宝，想要宝宝的夫妻还是要经得起诱惑，少吃这类食物！

远离导致不育的饮食习惯

有些食物能增强男性的性欲，而有些食物则会影响男性的生育力，所以平时养成良好的饮食习惯有助于男性远离不育症。

常见的导致男性不育的饮食习惯主要有以下几种。

长期偏食和择食

长期偏食和择食容易导致营养缺乏或营养过剩，而营养不足或营养过剩都可导致男性不育症的发生。

营养不良会降低精液量和精液果糖含量，而严重的营养缺乏则可导致精子生成障碍。营养不良会造成男性体内存在不同程度的氨基酸、维生素和微量元素缺乏，而精子的产生、成熟及活动能力等与氨基酸、维生素A、维生素B、维生素C、维生素E和微量元素锌、钙、铁、硒等均有密切关系，尤其是微量元素锌对男性的生育力影响更大，如饮食中缺乏这些物质，会导致男性精子生成减少、精子活力下降，进而造成不育。

营养过剩主要存在于青少年人群中，青少年时期不节制的饮食会造成营养过剩进而导致肥胖，脂肪沉积会使脑垂体后叶脂肪化，导致脑垂体功能丧失或减退，男性激素释放减少，从而出现睾丸缩小、阴茎不发育等，而这些青少年长大成人后出现不育的概率会增加。

第五章｜健康孕育从饮食开始

长期食用被污染的食物

英国的医学专家调查发现，近十年来男性精子数量减少和睾丸缩小与辛基苯酚等有关，而这类物质大量存在于制造食品的包装袋及洗涤剂中。这类化学物质有类似雌激素的作用，可抑制睾丸的发育和精子的形成。此外，若经常食用被化学除草剂、杀虫剂、杀真菌药物或铜、锰、铝、镉、铅等重金属污染的食物也可影响精子的生成与发育，从而导致不育。为预防这些被污染过的食物对人体造成的不良影响，建议大家尽量选择从正规途径购买食物。

喝水少

医学上还没有完全弄清缺水究竟是如何具体影响男性生殖健康的，但是调查结果表明爱喝水的男性比不爱喝水的男性生殖能力更强。

健康小贴士

海产品中含有丰富的锌、碘等微量元素，常吃海产品有利于男性增强生育力，但随着环境污染的日益严重，海产品中的汞含量也在不断增加。因此吃海产品要适可而止，尤其是鱼翅，过度进食可能会造成汞在体内的长期积聚，影响精子的活动能力及数量，损害身体。

妇科炎症的饮食原则与疗法

俗话说"三分吃药七分养",药食同源,食物也是药物,只要用之得当就可以强身健体。对于可能会导致不孕的妇科炎症,平时养成良好的饮食习惯可预防疾病的发生,也可以减轻症状。

大部分妇科炎症患者都应忌食辛辣刺激食物。多食辛辣刺激食物易生燥热,使内脏热毒蕴结,出现牙龈肿痛、口舌生疮、小便短赤、肛门灼热、阴部痒痛等症状,如辣椒、大蒜、咖喱、生姜等调味品和烧烤、油炸类食物;忌烟酒,烟草中的尼古丁可使动脉血与氧的结合力减弱,能使妇科病加重,酒能助长湿热,也应当禁忌;忌海鲜,尤其是阴道炎患者,海鲜可助长湿热,食后容易使外阴瘙痒加重,不利于炎症的消退,如鳜鱼、黄鱼、带鱼、黑鱼、虾、蟹等水产品;忌甜腻食物,这些食物有助湿增热的作用,会增加白带的分泌量,阴道炎患者也不宜食用高糖食物,如巧克力、糖果、甜点心、奶油蛋糕等,油腻食物如肥猪肉、奶油、牛油、羊油等;热性食物能助火生痰,加重妇科炎症,所以也要少吃,如羊肉、狗肉、桂圆等;避免使用雌激素过高的补品,因为有些妇科炎症是由于女性体内激素造成的,避免使用这类补品防止它们所含的激素影响女性身体健康。

第五章｜健康孕育从饮食开始

不孕不育的药膳调养

人们所说的药膳就是在食物中加上合适的药物，是一种含有药物成分的膳食，其实严格来说药膳是一种药物剂型，包括药菜、药粥、药酒、药茶、药汤等，有补肾助阳、滋补肾精、益气养血、疏肝理气、祛痰化湿、活血化瘀等功效。

药粥

苁蓉羊肉粥：取肉苁蓉10克，精羊肉50克，大米100克，葱白2根，生姜2片，食盐适量。将肉苁蓉、精羊肉洗净后切成丝或片，先用砂锅煎肉苁蓉，取上清液，去渣，加入羊肉、大米煮粥，快熟时，加入食盐、生姜、葱白即可食用。此方可补肾助阳，健脾养胃，适合肾阳虚者在秋冬季节服用。

菟丝鸡肝粥：取雄鸡肝2具，菟丝子15克，大米50克，葱、食盐适量。菟丝子先煎，去渣，取上清液，加入大米、鸡肝、葱，用小火煮成稀粥，熟时调入食盐，即可食用。可养肝肾，壮阳事，适合肝肾不足者服用。

鹿角胶干姜粥：取鹿角胶15克，干姜10克，大米100克。先用大米、干姜煮粥，快熟时，加入鹿角胶末，煮熟即可食用。可补肾阳，益精血，适合肾阳不足者服用。

摆脱 生育力困惑
Baituo Shengyuli Kunhuo

海马粥：取海马10克，大米50克，白砂糖适量。将海马洗净，先煮取清汤，去渣，加大米煮粥，快熟时调入白砂糖即可，温服，每日1～2次，10日为1个疗程。可补肾壮阳，活血化瘀，适合肾阳不足者服用。

羊脊粥：羊脊骨1具，洗净，剁碎；肉苁蓉、菟丝子各30克以纱布包扎，加水适量，共煮炖4小时，取汤加大米适量煮粥，粥熟后加入调料，即可食用。适用于肾精不足伴弱精者，这类患者还伴有健忘、耳鸣、腰膝酸软、神疲乏力等症状。

海参糯米粥：海参适量，糯米100克。先将海参浸透，剖洗干净，切片煮烂，后加入糯米，煮成稀粥，即可食用。适用于肾精亏损不育者。

巴戟天羊肉粥：取巴戟天10克，肉苁蓉10克，羊肉100克，大米100克，葱、生姜、食盐各适量。将羊肉洗净，切成粒。将巴戟天、肉苁蓉先煎，去渣，取上清液，加入羊肉、大米、葱、生姜，用小火煮成稀粥，熟时调入食盐即可。温服，每日1次。可补肾助阳，健脾养胃，润肠通便，适合肾阳虚弱者服用。

仙人粥：取何首乌30～60克，红枣5～9枚，粳米（或糯米）100克。将何首乌加水煎，取浓汁，去渣。粳米、红枣，洗净，入锅中煮成粥时，倾入首乌药汁，煮沸后加适量冰糖，即可食用。可健脾和胃，益肾填精，适合脾肾不足、阴精虚亏者服用。

药汤

玫瑰豆腐汤：取新鲜玫瑰花瓣10克，砂仁6克，豆腐100克，姜、葱适量。将豆腐切块放在瓦锅内，上面放上洗净的玫瑰花瓣和砂仁、姜、葱，加水适量，慢火煮沸 15 分钟，即可调味食用。可行气解郁，补虚助孕。适用于肝郁，气血运行不畅所致的不孕症患者。

扁豆脊骨汤：取扁豆 50 克，猪脊骨 250 克，佩兰（鲜品）15 克，茯苓 30 克。将猪脊骨洗净后，加诸药同放入锅内，加水 500 毫升，炖 1 小时后食用。适合痰湿型不孕患者服用。

枸杞黄精煲紫河车汤：取新鲜的紫河车 1 具（约 100 克），枸杞子 30 克，黄精 10 克。将紫河车去除羊膜，剪去脐带，反复用水漂洗至无血色，切块；其余用料洗净；将所有用料放入锅内，加清水适量，武火煮沸后，改小火再煮 1.5～2 小时，加食盐调味。饮汤、吃紫河车，1 天内服完。可补肾填精，养血助孕，适合婚久不孕的肾精不足者服用。

归芪苓鸡汤：取乌骨鸡 1 只，当归、黄芪、茯苓各 10 克，盐适量。在乌骨鸡身上开小口，掏去鸡内脏杂物；把当归、黄芪、茯苓放入鸡肚中后用线缝合；把鸡放入砂锅内煮烂熟；拆开鸡肚，拣去鸡肚中的药渣，加盐调味即可食肉喝汤。分 2～3 次服完，月经前每天 1 剂，连服 3～5 剂，效果显著。可补气补血，健脾养心，适合原发性不孕症患者服用。

海带绿豆汤：取海带 15 克，绿豆 15 克，甜杏仁 9 克，玫瑰花 6 克（布包），红糖适量。将绿豆洗净、海带切丝，然后和甜杏仁一同放入锅中，加水煮，并加入布包玫瑰花，将海带、绿豆煮熟后，将玫瑰花取出，加入红糖即可食用。可清热利尿，解毒化痰。适合血瘀者服用。

羊肉当归汤：当归20克,生姜10克,羊肉500克,制附子适量。清水500毫升,加当归、生姜、制附子,煎取药汁约200毫升。羊肉放锅内小火焖煮,至肉烂熟时加入药汁,兑匀,并加盐、葱、味精等调味品,稍沸,即可食用。

第六章

试管婴儿与人工授精的那些事儿

　　试管婴儿与人工授精是现代医学治疗不孕不育的两项重要技术，它们的出现使困难的孕育事件变得简单。然而，这两项技术并不像人们想象的那么简单，科学在带来进步的同时，也会伴随风险，只有仔细了解过程，才能做出更明智、合适的选择。

摆脱生育力困惑

试管婴儿与人工授精

辅助生殖技术指在体外对配子和胚胎采用显微操作等技术，是治疗不孕症的重要方法。包括试管婴儿与人工授精技术。试管婴儿，技术包括体外受精、胚胎移植及其衍生技术，其通常的流程是：药物刺激与卵子采集→B超监测卵泡至发育成熟→取卵→体外受精→胚胎移植→黄体支持，这种受孕方法克服了传统治疗的局限性，而且不管输卵管是否通畅都可以进行，可谓不孕不育患者的福音。

举例来说，黄体中期长方案是试管婴儿技术药物刺激与卵子采集的常用方案之一，其过程如下。

在黄体中期，即排卵后7天左右开始使用GnRH-a，14~21天后，使体内促性腺激素处于低水平，即达到垂体降调节标准时开始注射外源性促卵泡发育的药物，用4~5天后B超监测卵泡发育和激素水平情况，调节用药剂量，通常促排卵药物应用10~13天，卵泡发育成熟，这时经B超引导下经阴道穹隆穿刺可取出卵子，并在体外人工授精，受精卵在体外培养3~5天后形成卵裂期或囊胚期胚胎，再移植入子宫腔内，并同时进行黄体支持。试管婴儿技术的好处是，整个过程痛苦较小，一般不需住院。

人工授精是用导管把丈夫或供精者的精液注入女性宫腔内、宫颈管内或阴道内，以达到受精目的，和自然怀孕类似。人工授精主要适用于男性不育，包括轻中度少弱畸形精子症，性功能障碍，逆行射精，

第六章 | 试管婴儿与人工授精的那些事儿

等等。其前提是至少有一侧输卵管是通畅的。好处是，只要精液符合标准，在女性排卵时，随时可以做，最大程度模拟自然受孕过程，且没有痛苦。

在国内，试管婴儿一个周期大约需花费2万～3万元。而人工授精的费用则没有试管婴儿那么高，一般随地方及医院的不同而不同，费用也从几百元到上千元不等。费用主要包括夫妇双方的检查、排卵的监测、精液处理、人工授精的操作、和（或）促排卵费用。

需提醒大家的是，由于人工授精和试管婴儿的成功与否都受到很多因素的影响，因此患者要做好一次治疗并不一定能成功受孕的思想准备和经济准备。

做试管婴儿时的准备工作

如果明确了不孕不育的病因,确定了要去做"试管婴儿",就诊时最好携带既往检查及治疗的资料,以免浪费时间、金钱及精力做重复检查。

这些资料包括:输卵管通畅性检查的报告,如子宫输卵管碘油造影的 X 线片、B 超下通液的报告、腹腔镜检查或开腹手术的手术记录均可;监测排卵的记录,如既往的超声卵排记录和近 3 个月内的基础体温单;男方近半年来的精液常规实验室检查报告;夫妇双方的传染病筛查报告、肝肾功能、血型化验报告等,女方的基础内分泌、AMH(抗米勒管激素)检查报告等。

准备好上述资料后,就可以到专业的治疗不孕症的医院就诊。一般来说,女性在正式进入治疗周期前,应在预期月经来潮前十天就诊,完善助孕前检查,评估卵巢的储备功能,男性要评估男科情况,根据初步评估法等拟定促排卵方案与受精方式。

除了以上这些准备工作外,患者还需要注意以下事项。

● 试管婴儿的一个疗程大约需要 20 天,这期间夫妻双方都要注意休息、营养及卫生,并禁止同房。

● 试管婴儿的治疗方案较多,包括长方案、短方案、拮抗剂方案等,黄体中期长方案从治疗周期的月经前一周开始用药,短方案或拮抗剂方案从治疗周期来月经的第 2～3 天开始用药。建档或用药当日

第六章｜试管婴儿与人工授精的那些事儿

（按照医院规定）夫妇双方要带各自身份证、结婚证原件及复印件到医院签署知情同意书（医院要收取证件的复印件）。

- 用药前患者要认真阅读药物使用说明书，严格遵医嘱用药，用药过程中若出现不良反应要及时到医院就诊。
- 使用长方案者用药后月经来潮，或用药后 12 天仍未来月经，要及时联系医生。
- 用药后要遵医嘱回医院做定期的卵泡监测，必要时还要抽血化验激素水平。
- 黄体中期长方案促排卵患者一般在周期的第 10～13 天卵泡成熟，当晚 21:30 时左右（具体遵医嘱）肌注绒毛膜促性腺激素，注射后 36 小时左右经阴道取卵，同时丈夫遵医嘱用手淫法取精液。
- 取卵后 24 小时内不要剧烈运动，不要提重物，不要喝含酒精的饮料，不要使用止痛或者镇静之类的药物，且要遵医嘱按时吃药。
- 移植后回到家中不必绝对卧床，可正常生活，但要避免劳累。

健康小贴士

月经干净后到胚胎移植前这段时间每晚用热水泡脚半小时，水要没过小腿，可以加速全身的血液循环，对身体有好处。这期间也可适当多吃些补血的食物，或其他中成药，但要因人而异，严格遵医嘱不能乱吃。

摆脱 生育力困惑
Baituo Shengyuli Kunhuo

试管婴儿的成功率和影响因素

从40多年前世界上第一例试管婴儿诞生到今天，人类辅助生殖技术得到了前所未有的发展，那试管婴儿的成功率现在到底有多高呢？相信这也是打算做试管婴儿的人最为关注的问题。

随着近几年细胞培养体系的优化及试管婴儿各项技术的不断成熟，试管婴儿的成功率在世界范围内逐渐提高，从原来的20%～25%已经提高到50%甚至更高的水平。

在各种影响试管婴儿成功率的因素中，女方年龄是最重要的。这是因为，女性在35岁以后生育力就会逐渐下降，绝经后其生育力则会完全丧失。有统计显示，25岁到35岁的女性做试管婴儿的成功率在50%左右，甚至更高，但是35岁以后由于卵子的质量和数量都有所下降，试管婴儿的成功率也会相应下降，到40岁时成功率不超过10%。

除了女方年龄因素外，卵巢、输卵管、子宫的功能也是影响试管婴儿成功与否的重要因素。

卵巢功能

卵巢功能除了受女性的年龄影响外，个体之间的差异也会造成卵巢功能的不同。而卵巢功能越差，得到的卵子越少、卵子的质量

第六章 | 试管婴儿与人工授精的那些事儿

越差，妊娠率就会越低、流产率也就随之升高。而卵巢手术特别是卵巢囊肿剥除术、卵巢电凝术都会严重破坏卵巢结构，损坏卵巢的功能。

输卵管积水

输卵管积水为慢性输卵管炎症中较为常见的类型，主要是由于输卵管炎症，后伞端粘连闭锁，输卵管内炎性液体排出不畅而形成，在做造影时会显示出积水影。

输卵管积水还会从多方面影响精子、卵子及胚胎的健康，导致流产率增加，妊娠率降低，所以在进行试管婴儿治疗之前进行输卵管积水治疗就显得非常重要。其治疗需根据输卵管积水的程度、患者的年龄、卵巢储备功能等因素选择个体化治疗方案。

子宫功能

若子宫内膜受到严重损伤，且促排卵周期子宫内膜厚度少于7毫米，那么进行试管婴儿时就会出现妊娠率低、流产率高等现象，但目前还没有较为有效的治疗此病的方法。子宫畸形患者最好在进行试管婴儿前做矫正手术，因为试管婴儿的妊娠率虽不受子宫畸形的影响，但妊娠后流产率及早产率会增加，活胎分娩率也较低。

健康小贴士

试管婴儿的成功率还与医院的医疗设备、医生的技术水平密切相关，医院实验室体外受精-胚胎培养技术和胚胎移植技术的水平能直接关系到试管婴儿的成功与否，所以患者选择医院时一定要慎重，最好选择大型的正规医院以提高试管婴儿的成功率。

第六章 | 试管婴儿与人工授精的那些事儿

不是每对夫妇都可以做试管婴儿

由于人们对试管婴儿技术缺乏了解,有的人会认为试管婴儿不是夫妻的亲生子女,或从字面上理解觉得试管婴儿是在试管中长大的。其实这两种说法都是错误的。

其一,进行试管婴儿的精子、卵子分别来自患者丈夫和患者本人,那试管婴儿肯定是这对患者夫妻的亲生孩子。其二,试管婴儿实际上是指精子和卵子在体外受精形成受精卵后在体外培养3～5天,形成胚胎后再移植回母体子宫,着床继续发育形成胎儿直至分娩,所以试管婴儿并不是在试管中长大的。

不孕不育患者符合以下条件可采用试管婴儿协助受孕:

- 女方因各种因素导致的配子运输障碍,如患盆腔炎导致输卵管堵塞、积水,异位妊娠术后导致输卵管堵塞,等等。
- 排卵障碍。
- 子宫内膜异位症。
- 免疫性不孕症。
- 男性患有少精子症、弱精子症、畸精子症。
- 原因不明性不孕症。
- 其他原因导致的不孕经治疗无效者。
- 有遗传性疾病需要做植入前遗传学检测。

不要轻易做试管婴儿

试管婴儿虽然给不孕不育患者带来了福音，但这项技术并不是完美无缺的，作为治疗不孕不育的一项新技术，试管婴儿也会存在一些潜在风险。

经阴道穿刺取卵是试管婴儿的重要环节，虽然取卵是在严格的无菌操作环境下进行的，但在穿刺取卵时可能会出现疼痛、出血、损伤邻近脏器等情况，也有可能引起感染，给患者造成身体上的创伤。

除此之外，试管婴儿可能引起一些并发症，如卵巢过度刺激征和多胎妊娠等。

卵巢过度刺激征

部分患者会在取卵后出现腹胀、腹水（甚至胸水）、卵巢增大、胃肠道不适、少尿等症状，这些都属于卵巢过度刺激综合征。卵巢过度刺激综合征是自限性疾病，通常10～14天自行缓解，妊娠后病程会延长至20～40天。此类症状多出现在多囊卵巢患者以及一些卵巢高反应人群。一般要求是，此类患者术后禁止使用人绒毛膜促性腺激素安胎，还要时刻与医生联系，在医生指导下用药，必要时住院治疗。

第六章 | 试管婴儿与人工授精的那些事儿

多胎妊娠

在进行试管婴儿技术治疗时，为了提高妊娠成功率，胚胎移植的数目通常都大于一个，但这也增加了多胎妊娠的风险。多胎妊娠会导致妊娠期高血压疾病、妊娠期糖尿病、早产和低体重出生儿等孕期并发症。因此为了母婴的健康，应避免多胎，移植胚胎时最多也不要超过2个，如发生多胎需在助孕机构进行减胎，但减胎过程也存在风险。

宫外孕

输卵管不畅通会引起不孕，也能引发宫外孕。宫外孕的危害非常大，甚至会危及患者的生命。不少人认为，试管婴儿就是把精子和卵子在体外培养后再送到子宫腔里，由于精卵结合的过程不经过输卵管，因此就不会发生宫外孕。其实只要了解了这方面的专业知识就会知道，这种看法是错误的。其实，试管婴儿也可能导致宫外孕的发生。那么，试管婴儿是怎么导致宫外孕的呢？

做试管婴儿时，胚胎在第3～5天被放进子宫里面，胚胎是通过移植管注入子宫腔内的，对于卵裂期胚胎通常在移植后3～4天开始着床过程。进行试管婴儿技术时出现宫外孕的人群中80%以上存在输卵管病变，其中输卵管积水通而不畅是常见的高危因素；促排卵周期中，由于多个卵泡发育导致的雌激素水平升高也会增加子宫平滑肌的收缩和敏感性，增加宫外孕等风险。目前医学上并没有预防宫外孕的方法，即便试管婴儿手术前切除双侧输卵管，也仅仅是降低宫外孕概率，无法确保100%避免宫外孕的发生。因此，进行胚胎移植后若妊娠，需动态监测人绒毛膜促性腺激素的变化，及时发现宫外孕。

健康小贴士

试管婴儿也会引起流产，主要原因是：患者年龄普遍偏高，她们的流产率要比年轻人群高；年龄高的人染色体畸变率要高于年轻人，而染色体异常会导致流产；较高的多胎妊娠率会造成流产率增高；促排卵药物的使用也会导致流产率增加。

第六章 | 试管婴儿与人工授精的那些事儿

人工授精的分类及过程

人工授精根据不同的分类标准可以划分为不同的种类。

根据所用精液来源不同，可将人工授精分为三类：

● 夫精人工授精：指用丈夫精液进行人工授精。

● 供精人工授精：指用非配偶关系的供精者的冷冻精液经过处理后进行人工授精。

因丈夫无精子而必须考虑施行供精人工授精，由于涉及法律、伦理等社会学问题，在应用上应审慎行事。

根据精液贮存时间的长短，可将人工授精分为两类：

● 鲜精人工授精：指精液离体后尽快进行处理，并进行人工授精。主要用于夫精人工授精。优点是较简便，成功率较高。

● 冻精人工授精：指精液离体后采用一种特殊的办法进行超低温冷冻保存（一般保存在液氮罐中），当需要时将冷冻精液经实验室处理后进行人工授精。这种方式的优点是安全，缺点是成功率较低，需要较复杂的仪器设备，其主要用于供精人工授精。

按授精部位的不同，又可分为阴道内人工授精、宫颈管内人工授精、宫腔内人工授精等。

弄清楚了人工授精的分类，我们再来看一下人工授精的过程。

首先，接受人工授精的不孕女性需要做多项检查，包括女性基础内分泌六项、AmH 检查，以了解卵巢功能；阴道 B 超检查，进一步了解子宫及双附件（输卵管和卵巢）情况，确认患者内外生殖器是否正常。还要做胸部 X 线片、心电图、宫颈 TCT 检查、血常规、尿常规、凝血五项、肝肾功能、血糖、红细胞沉降率（血沉）、血型、传染病筛查；输卵管造影以了解输卵管通畅度。

做完这些详细的妇科检查后，才能确定患者是否具备接受人工授精的条件，如果具备这种条件，就需要监测患者的排卵日，以选择最佳的授精时间。常用的监测排卵日的方法包括测定基础体温、宫颈黏液（一般在排卵前 4～5 天出现），或接近排卵日连续测定尿黄体生成素的峰值，或连续超声监测排卵检查等。

在女方估计排卵期前，男方也要做一系列的检查，以确保精子质量，包括：精液常规＋形态学、男性内分泌功能检查及染色体检查、男方病原体检查等，无精症要到泌尿外科进行检查及进行睾丸活检，如有成熟精子，可按精子来源的不同采取附睾内抽取精子行单精子卵胞浆内显微注射（PESA-ICSI）或睾丸内抽取精子行单精子卵胞浆内显微注射（TESA-ICSI）。

检查完后若符合条件，男方要在女方排卵期前经手淫取出精液，然后对精液进行优选处理，若结果显示精液密度及活动度正常，宫腔内就可用导管将精液注入宫颈、阴道或子宫颈管内。此时，女方需卧床休息 20～30 分钟使精液不致排出。

接受宫颈内人工授精的女性，采取截石位，将两大腿分开屈曲，将臀部稍垫高，用窥阴器暴露出子宫颈，用棉球擦净子宫颈周围的黏液。然后用 2ml 注射器去除针头后连接导管吸取处理后的精液进行人

第六章 | 试管婴儿与人工授精的那些事儿

工授精,将导管缓缓置入宫颈内并推注精子悬浮液。取出窥阴镜,仰卧20～30分钟。

在一个月经周期中女性可进行1～2次人工授精,若在一个月经周期中未能受孕,可连续做几个周期。必要时可用药物诱导排卵和调整好排卵期,以提高受孕率。人工授精3～4个周期没有成功,建议做试管婴儿。

健康小贴士

在人工授精前,提供精液者应禁欲3～5天,取精前要清洗双手及阴茎周围,尤其是包皮内的污垢要清洗干净。用手淫方法取精时,要注意避免接触无菌、无毒的取精杯内口,若取精杯被污染要立即更换一个重新取精。取完后,应将精液立即交给实验室人员,待精液液化后开始进行精液常规分析,包括精液量、液化时间、精子计数、活动率、凝集等的分析,并根据精液质量选择不同方法优选处理。整个过程要在超净台内进行,以保证无菌。常用的精液处理方法一般包括:洗涤、上游、非连续性密度梯度离心法等。处理好精液后,可将优选出的精液置于37℃下保存。

哪些人适合做人工授精

人工授精作为一项协助受孕的方法，并不是对所有的不孕不育患者都适用，即使是进行夫精人工授精，也要严格选择适应证，以保证较好的效果。

夫精人工授精的适应证

● 女方至少有一条输卵管通畅及功能正常，子宫及卵巢功能基本正常，这些是必备条件。

● 女方是因为阴道狭窄等生殖道畸形、阴道内瘢痕粘连、阴道过于松弛不能贮存精液、宫颈黏液分泌异常等因素导致的不孕，或女方是因为心理因素造成性交时阴道痉挛导致的不孕。

● 男性生殖器畸形或性功能障碍，如男性阴茎短小、阳痿、早泄、逆行射精等导致的不育，或男女双方生殖器官正常，性生活也无问题，但因丈夫精液质量欠佳，如轻中度少、弱、畸精子症以及精液液化异常等因素导致的不育。这些情况可对精液进行优选处理后再做人工授精，可增加受孕的概率。

● 还有一些不明原因的不孕不育。在经过常规的不孕不育临床检查后均未发现异常的，男女双方符合以下条件者为不明原因的不孕不育：证实女方有规律的排卵周期、两次精液分析正常、输卵管造影或

第六章 | 试管婴儿与人工授精的那些事儿

腹腔镜检查证实盆腔未见病变，无输卵管粘连及阻塞等。

供精人工授精的适应证

男方属绝对不育，患有不可逆的无精子症、严重的少精子症、弱精子症、畸精子症和射精障碍，经多方治疗无效者；男方虽有生育能力，但男方或其家族患有严重的遗传性疾病，输精管道失败；母儿血型不合不能得到存活的新生儿。

当然，并不是说只要符合上述适应证就可以做人工授精，若男女双方出现下列情况是不能进行人工授精的：

- 一方患有严重的遗传、躯体疾病或精神心理疾患；
- 一方患有生殖泌尿系统感染或性传播疾病；
- 一方接触致畸量的射线、毒物、药品并处于作用期；
- 一方有吸毒等严重不良嗜好。

人工授精除满足上述医学条件外，还要"证件齐全"：夫妇双方身份证、结婚证。这是有关辅助生殖相关条例规范的明确规定，进行辅助生育治疗的不孕不育夫妇必须携带这些证件才可进行人工授精。

人工授精一定会怀孕吗

人工授精作为一项辅助生殖的技术并不能保证百分之百的妊娠成功率，其是否成功受多种因素影响。

人工授精的成功率主要与患者的生殖能力和采用此种技术的设备要求有关，如果患者本身生殖能力存在障碍或较弱，精子质量差，那么人工授精的成功率就会下降；如果患者选择进行人工授精的医院的设备和技术不过关，那授精成功的概率也不高。一般来说，人工授精的成功率为10%～20%。那么，具体有哪些因素能影响人工授精的成功率呢？

年龄：一般来说，女性的生殖能力在35岁以后开始下降，卵巢功能也呈现下降趋势，尤其是40岁以后的女性更是如此。有很多文献报道：随着年龄的增加，卵子的质量下降，人工授精后的妊娠率也会随之出现下降趋势。

卵巢年龄：女性的卵巢年龄和生物学年龄是不一致的，现代社会越来越多的因素会造成卵巢功能提早衰退而影响卵泡的发育和排卵，卵巢功能的减退会降低人工授精的成功率。

不孕年限：患者的年龄越大，不孕不育的年限越长，人工授精的成功率也越低。

不孕原因：不孕原因的不同，人工授精后的妊娠率也不同。所以，进行人工授精之前一定要明确病因，以便进行针对性治疗。

第六章｜试管婴儿与人工授精的那些事儿

男性因素：在女性生殖能力正常的情况下，男性精液的质量也严重影响着人工授精的成功率。对少、弱、畸精子症者可进行宫腔内人工授精，一项研究表明，处理前活动精子总数能预测宫腔内人工授精的妊娠成功率，当处理前活动精子总数 $\leq 10 \times 10^6$、24小时存活率 $\geq 70\%$ 时，周期妊娠率仅有 6.6%，难以获得满意的妊娠率，故不建议进行人工授精治疗；而对阳痿和早泄患者可采取夫精人工授精治疗，对无精症患者可采用供精人工授精治疗，治疗 3～4 个周期依旧失败的，建议采取试管婴儿助孕。

此外，由于很多患者是在多方治疗无效后决定进行人工授精的，而以前的手术治疗可能会间接地影响人工授精的成功率，比如反复输卵管通液治疗会使输卵管纤毛受到很大程度的损伤，从而降低人工授精的成功率。

对于患有盆腔粘连等妇科疾病的患者来说，医学上证明其进行人工授精的成功率也是比较低的。因此，建议不孕女性在采取人工授精治疗前要充分评估治疗合并的妇科疾病，以提高受孕成功率。

健康小贴士

在各种不同原因的不孕症患者中，用促排卵治疗和宫腔内人工授精联合治疗排卵障碍患者的妊娠成功率是最高的。而超过 6 周期未孕的夫妇再进行人工授精治疗的成功率是非常低的，建议这类患者可考虑选择试管婴儿技术治疗。